懂疫苗
少生病
更健康

主　编　傅传喜

副主编　王　鸣　顾雯雯

编　委（按姓氏笔画排序）

王　鸣　王潇雨　毕思宁　刘　艳

吴　玥　周雨婷　钟　怡　顾雯雯

傅传喜　温红玲

插　画　周雨婷

U0301247

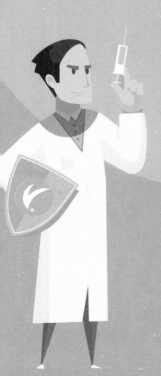

人民卫生出版社
·北京·

图书在版编目（CIP）数据

懂疫苗 少生病 更健康 / 傅传喜主编. — 北京：
人民卫生出版社，2021.4
ISBN 978-7-117-31434-3

Ⅰ. ①懂… Ⅱ. ①傅… Ⅲ. ①儿童 – 疫苗 – 预防接种
– 普及读物 Ⅳ. ①R186-49

中国版本图书馆 CIP 数据核字（2021）第 056508 号

| 人卫智网 | www.ipmph.com | 医学教育、学术、考试、健康，购书智慧智能综合服务平台 |
| 人卫官网 | www.pmph.com | 人卫官方资讯发布平台 |

懂疫苗 少生病 更健康
Dong Yimiao Shao Shengbing Geng Jiankang

主　　编：傅传喜
出版发行：人民卫生出版社（中继线 010-59780011）
地　　址：北京市朝阳区潘家园南里 19 号
邮　　编：100021
E - mail：pmph @ pmph.com
购书热线：010-59787592　010-59787584　010-65264830
印　　刷：北京顶佳世纪印刷有限公司
经　　销：新华书店
开　　本：889×1149　1/32　印张：5
字　　数：148 千字
版　　次：2021 年 4 月第 1 版
印　　次：2021 年 4 月第 1 次印刷
标准书号：ISBN 978-7-117-31434-3
定　　价：45.00 元
打击盗版举报电话：010-59787491　E-mail：WQ @ pmph.com
质量问题联系电话：010-59787234　E-mail：zhiliang @ pmph.com

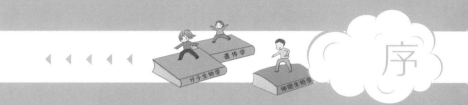

序

想象一下，没有疫苗的世界是什么样子的呢？天花肆虐，街上到处可见"大麻子脸"的幸存者；儿童普遍感染脊髓灰质炎病毒，小儿麻痹症是一种常见病；几乎所有人得过麻疹；女性因为感染人乳头瘤病毒（HPV）患上宫颈癌……而现在，人类已研制出可预防 40 多种疾病的 70 余种疫苗，很多疾病已得到有效控制。借助疫苗，人类首次从地球上消灭了一种疾病——天花，彻底消灭小儿麻痹症指日可待。同时，接种疫苗还是一种"利己利人"的健康行为，通过接种疫苗这一"人群处方"，疫苗在人体与疾病之间建立屏障；这不仅保护受种者，还可能保护周围那些没有接种疫苗的人。

自 1978 年起的"四苗防六病"，到"五苗防七病"，再到现在的"十五苗防十五病"，我国疫苗可预防传染病的总发病率下降了 99% 以上，减少发病至少 5 亿人次；可以说，免疫规划从根本上改变了中国和世界的公共卫生进程。除国家规定接种的免疫规划疫苗（即免费疫苗）外，可预防细菌性肺炎、秋季腹泻、水痘等的非免疫规划疫苗（即收费疫苗）也同样重要。疫苗接种贯穿一个人的全生命周期，特别是适合成年人接种的流感、肺炎、乙肝、人乳头瘤病毒和带状疱疹等疫苗，在减少发病和降低社会疾病负担方面具有不可取代的价值。

傅传喜教授从事疫苗研究和实践近 20 年，他编写了中国高校第一本疫苗学教材，同时还是人民日报健康客户端疫苗频道的首批专家顾问。为了让大家更好地了解疫苗，傅老师组织专家编写了《懂疫苗 少生病 更健康》，即将由人民卫生出版社出版发行。本书以改邪归正的"小 v"形象为主线，用通俗易懂的文字和漫画，突出"小疫苗，大健康"，系统介绍了疫苗和预防接种知识，详细解答了常见问题。该书可提升社会大众的疫苗认知水平，减少疫苗犹豫，对人们参与疫苗接种这一健康生活行为起到积极作用。

张文宏

2021 年 3 月

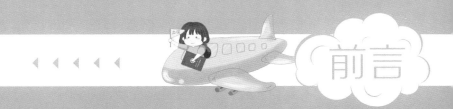

前言

接种疫苗，是预防传染病最经济、有效的方法。据世界卫生组织统计，通过接种疫苗每年可以避免 200 万 ~ 300 万人死亡。在降低人类死亡率和促进人口数量增长上，除安全饮用水外，疫苗的作用最为重要。

作为一名长期从事疫苗和免疫的实践者、研究者和教育者，我深知疫苗的重要性。可是近年来，人们对疫苗的各种质疑声不断涌现："听说外国研究发现，接种疫苗容易得孤独症！""我只给孩子接种'一类疫苗'，这是国家规定接种的疫苗，效果肯定比'二类疫苗'好！""疫苗我只选贵的打，贵肯定有贵的道理。""听说打疫苗又出事了，疫苗到底安不安全？"

我知道大家是渴望了解疫苗知识的，因为接种疫苗与健康息息相关。孩子出生后首先要做的事情就包括了接种疫苗。可是，当对接种疫苗产生疑问的时候，该去哪儿问呢？很多人习惯通过网络寻求答案，但答案可谓五花八门，越查越糊涂。到底有没有一个值得信赖的、又浅显易懂的途径让人们比较全面地了解疫苗相关知识呢？有！可以用一本科普读物，以通俗易懂的语言，把疫苗这件事情说清楚。

但科普读物不是学术论文和专业著作，而且疫苗涉及医学、分子生物学、免疫学、遗传学等多门学科，要想把疫苗说清楚是件很不容易的事情，一不小心就会把读者绕得云里雾里，更不用说普及知识了。

到底要怎么写疫苗的科普书呢？某天下午，正当我坐在书桌前发呆的时候，小 v 的形象突然出现在我的脑海中。小 v 是一个病原体，它希望改邪归正，为人类作出贡献，于是接受人类改造成为疫苗，这也正是灭活疫苗、减毒活疫苗的制备原理！我给它取名为小 v，因为 v 就是"virus（病毒）"，"vaccine"（疫苗），而且还是"victory"（胜利）。我们以小 v 的口吻来述说疫苗相关知识，让大家在阅读的时候更有代入感，感觉更亲切。另外，漫画元素的加入，小 v 的形象跃然纸上，会让人印象深刻。

　　这本科普漫画书的诞生前后历时近三年，我们进行了一遍又一遍的精进和修改，尽最大努力确保专业性、实用性和趣味性统一。在本书精修的时候，新冠肺炎疫情暴发了，人们空前地渴望新冠疫苗的成功研发，这也更加坚定了我科普疫苗知识的决心。我想通过这本书让大家知道，疫苗其实没有那么神秘、复杂，疫苗知识很有趣，疫苗是保护人类健康的一重大利器。另外，我希望让更多的人知晓，接种疫苗不是孩子的专利，青少年、中年、老年，人生的不同阶段都可以并且值得接种疫苗。

　　在这里，我要感谢为本书作出贡献的各位编委，有了他们的支持，这本书才能最终和大家见面。希望大家通过阅读这本科普读物，能够了解疫苗，接种疫苗，宣传疫苗。

傅传喜

2021 年 3 月

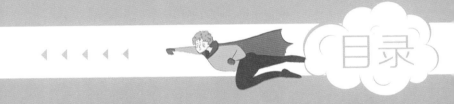

目录

疫苗,
人类最伟大的发明之一

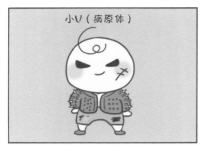

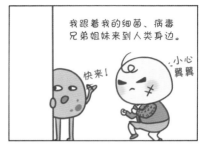

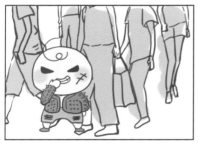

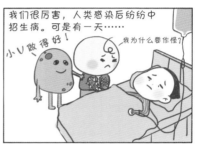

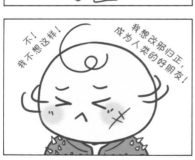

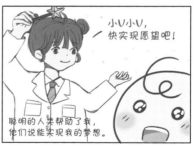

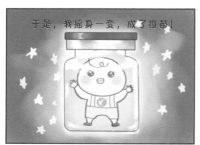

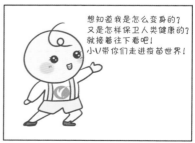

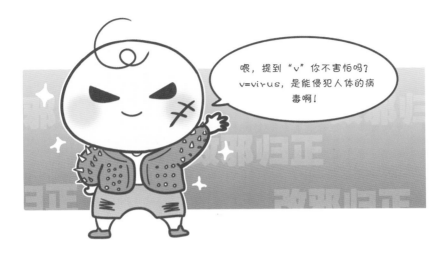

大家好，我是小 v！

我，是一个病原体。

我跟着我的细菌、病毒兄弟姐妹来到人类身边。

我们很厉害，人类被感染后纷纷中招生病。

可是有一天，看着生病的人们，我突然觉得，我为什么要作怪，这不是我的生命意义！我不想这样⋯⋯

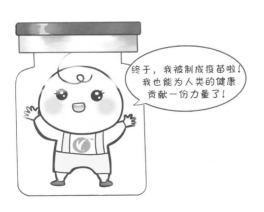

我想改邪归正，做一个对人类有用的病原体，成为人类的好朋友！

聪明的人类帮助了我，他们说能实现我的梦想。

我摇身一变，从一个致病的病原体，变成了疫苗中的病原体，人们也称其为抗原。抗原可以刺激人体产生抗体，那可是疫苗的重要成分！

3

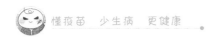

真是太棒了，这样我就能保护人类健康，为人类作贡献了！

可能你们会问，我是怎么变身的呢？我又是怎样保卫人类健康的呢？下面就让小 v 我带领大家了解疫苗的神奇吧！

你需要接种疫苗吗

朋友们，你们知道吗？当一个人诞生到这个世界时，就开始面对各种各样的病毒、细菌等病原体，时刻都有感染疾病的危险。

当一个小生命来到这个世界时，自身免疫系统发育还不完善，面对各种病毒和细菌，就像一个手无寸铁的战士，奔跑在枪林弹雨的战场上，不知何时就会中弹倒下。

到了成年，工作压力较大、生活节奏变快，上有老下有小，感染疾病后代价可能会很大，有些"伤不起"。

而到了老年时期，身体功能逐渐减弱，高血压、糖尿病等基础疾病也纷纷找上门来，老年人更容易被病原体感染，后果往往也更严重。

值得庆幸的是，人类很聪明，经过不断努力，发明了一种保护健康的神器——疫苗！接种疫苗就像给人类戴上了头盔，披上了铠甲，可以直面病毒和细菌的威胁！

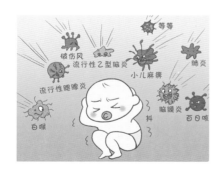 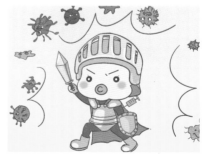

接种了疫苗，也许会这样……

当别人还在为担心感染疾病而恐慌时，你可以勇敢面对，安心无忧。

当别人还在连夜带着生病的孩子看病时，你和你的孩子正酣睡在床上。

哪种方式更好呢？同样都是打针，你愿意提前接种疫苗预防疾病，还是得病后吃药打针治病呢？

亲爱的朋友们，千万不要等到疾病来了再懊悔不已，接种疫苗是预防传染病最经济有效的方法！

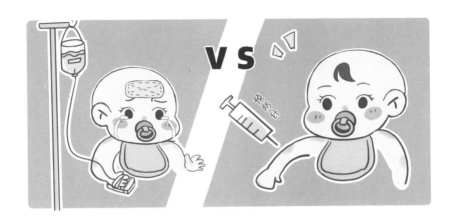

疫苗的诞生和发展

疫苗当然不是从天上掉下来的，它是怎么诞生的呢？疫苗是在千百年来人类与传染病不断斗争中发明出来的，是人类智慧的结晶。

疫苗的出现 关键词：生活经验

说起疫苗不得不提"天花"这个疾病，它是一种死亡率非常高的传染病。早在3000年前就出现在地球上，夺走了上亿人的生命。

为了预防天花，人类开动脑筋，有一天发现，天花患者长出来的痘疹经人工处理后感染到另一个人身上，那个人就不得天花了！这种感染痘疹的过程叫作"人痘接种术"，也是疫苗的雏形。中国是世界上最早实施"人痘接种术"的国家。

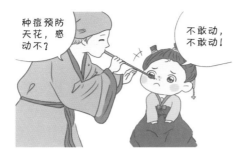

唐朝和宋朝时已有接种人痘的记载，如董正山在《牛痘新书》（1884年）记录"自唐开元年间，江南赵氏开始转鼻苗之法"。

明代《治痘十全》（1628年）和清代朱纯嘏在《痘疹定论》中都记载了宋真宗时期（997—1022年）峨眉山人给丞相王丹之子王素种痘的故事。

清政府组织编写的医学著作《医宗金鉴·幼科种痘心法要旨》（1742年）中，记录了用三种人痘预防天花方法：痘浆法、痘衣法及痘痂法，这表明人痘法预防天花已得到官方认可并用于疾病预防。

国外最早预防天花用的不是"人痘"，而是"牛痘"，就是将牛的天花痘疹经处理后感染人类，也能有效预防天花。之后外科医生爱德华·詹纳（Edward Jenner）运用这个原理发明了牛痘疫苗，至今已有两百多年的历史了。

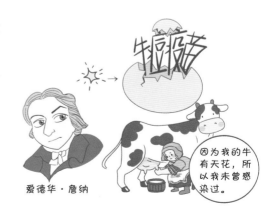

爱德华·詹纳

因为我的牛有天花，所以我未曾感染过。

疫苗的发展

第一次疫苗革命　关键词：微生物

17世纪后期安东尼·列文虎克（Antonie van Leeuwenhoek）发明了显微镜，发现了微生物。这为人类了解世界打开了新的大门。人类通过对微生物的探索，发明了减毒活疫苗和灭活疫苗，从经验制苗转变到科学制苗，这是第一次疫苗革命。

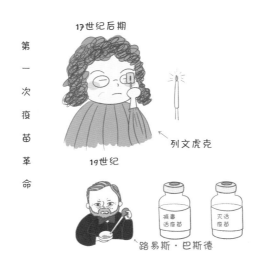

人狂犬病减毒活疫苗	在19世纪，法国微生物学家路易斯·巴斯德（Louis Pasteur）利用感染狂犬病病毒死亡后的家兔脊髓进行减毒处理，制成了历史上第一批狂犬病疫苗，并且注射给被患病犬咬伤的男孩身上，成功阻止了狂犬病的发生	同期发明的疫苗：霍乱减毒活疫苗、炭疽减毒活疫苗等
鼠疫灭活疫苗	1894年，鼠疫耶尔森菌被明确为鼠疫的病原体后，俄国微生物学家沃尔德马·哈夫金（Waldemar Haffkine）开始研制人用鼠疫疫苗，并成为新研制疫苗的第一位受种者。当时印度孟买暴发腺鼠疫，在之后的几周内8000多人接种了该疫苗	同期发明的疫苗：伤寒灭活疫苗、霍乱灭活疫苗、白喉抗毒素等

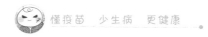

第二次疫苗革命　关键词：分子

　　20 世纪以后，分子生物学、细胞生物学等学科的发展，使人类开始从分子水平研制疫苗，并且随着免疫学的不断完善，抗原、抗体、主动和被动免疫等概念建立，疫苗迎来了第二次革命。

　　例如，在这一时期利用细胞培养技术，发明了脊髓灰质炎疫苗，包括脊髓灰质炎灭活疫苗（IPV）和脊髓灰质炎减毒活疫苗（OPV），挽救了成千上万人的生命，避免了残疾。

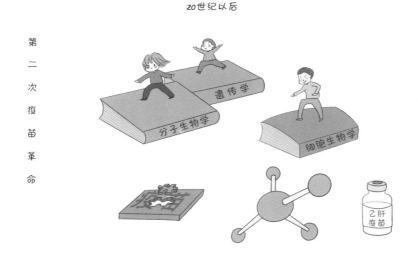

第三次疫苗革命　关键词：基因学

　　进入 21 世纪后，科学发展更加迅速，美国生物学家詹姆斯·沃森（James Watson）和英国生物学家弗朗西斯·哈利·康普顿·克里克（Francis Harry Compton Crick）发现了脱氧核糖核酸（DNA）双螺旋结构，开创了分子遗传学的新时代。利用新技术如重组 DNA 技术、反向遗传学等制成疫苗，让曾经不可治愈的疾病如有些癌症，也可以被预防，疫苗迎来了第三次革命。

　　例如，人乳头瘤病毒（HPV）疫苗，就是通过基因重组技术组装出一个没有核酸的 HPV 病毒样颗粒并制成疫苗。

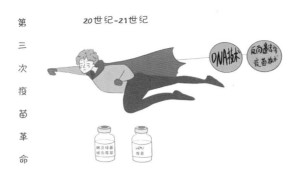

疫苗的展望

人类会不会有一天战胜所有的疾病？小 v 不知道，但是以前不敢想象的可以通过疫苗预防的疾病，如宫颈癌，现在已经有疫苗可以预防了。如今，在新冠疫苗的研发过程中，无论从科学技术还是管理上，都实现了革命性的突破。另外，艾滋病疫苗、阿尔茨海默病（我们常说的"老年痴呆症"）疫苗、登革热疫苗、寨卡病毒疫苗、幽门螺杆菌疫苗等也正在紧锣密鼓地研发中。相信在不久的将来，这些疫苗都会来到人们身边，人类会战胜更多的疾病！

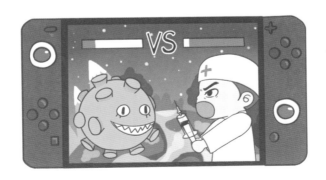

疫苗对人类的贡献，你知道吗

说到疫苗对人类的贡献，小 v 可是特别激动，特别骄傲！咳咳，让小 v 我清清嗓子，隆重地和大家说一说疫苗的伟大贡献。

9

疫苗消灭的第一种疾病——天花　疫苗能够消灭疾病？没错！不相信？"天花"这个疾病听说过吗？现在已经很少听到了吧，因为这个曾经肆虐全球的疾病已被疫苗消灭了！

过去，天花让人谈之色变，因为它容易传染，并且病死率高达 30%！

天花曾经甚至能决定"历史的走向"。西方殖民者将它带入美洲，致使美洲印第安人人口数量大幅减少。曾经辉煌一时的阿兹特克（Aztec）和印加（Inca）帝国也因为天花流行而加速灭亡。在中国，传说康熙皇帝就是因为得过天花大难不死才被选为皇位继承人。顺便和大家提一句，得了天花的人会在身上、脸上留下瘢痕，俗称"麻子脸"，所以传说康熙皇帝是张麻子脸。

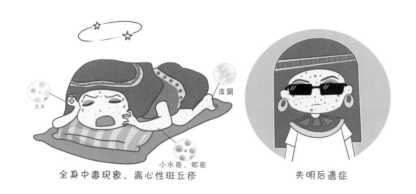

全身中毒现象、离心性斑丘疹　　　　　失明后遗症

当然，人类不会任由天花肆虐，历史的转折点就是天花疫苗的广泛使用。1958 年，世界卫生组织提出了全球消灭天花计划，世界各国纷纷开始接种天花疫苗。从此，全球天花患者数量迅速下降，直到 1977 年索马里出现了最后一例自然感染病例，1978 年英国发生最后一例实验室感染病例。1980 年，世界卫生大会隆重宣布，全

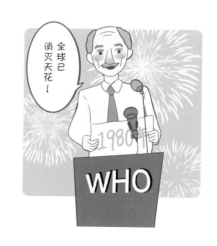

球已消灭天花，天花从此退出历史舞台。短短的几十年，疫苗就将这个具有几千年历史的疾病消灭了！这是人类历史上第一个通过接种疫苗消灭的传染病！太激动人心，激动小 v 心了！

脊髓灰质炎有望成为第二个被消灭的传染病　有一种疾病能使人体神经麻痹，导致跛行、残疾，甚至死亡，这个疾病叫作脊髓灰质炎（简称"脊灰"），也就是人们常说的"小儿麻痹症"。

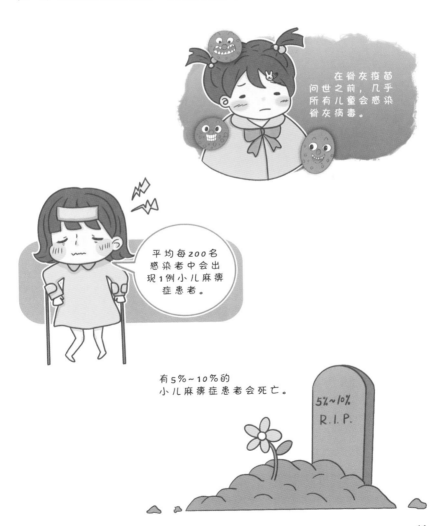

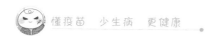

脊髓灰质炎是由脊髓灰质炎病毒引起的，这个病毒小 v 熟悉，根据"长相"（学术上叫病毒血清型）可以分为Ⅰ、Ⅱ、Ⅲ三种类型，小 v 称它们为"脊灰病毒三兄弟"，这三兄弟中的任何一个都可以引起脊髓灰质炎。

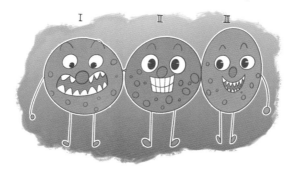

脊灰曾经席卷全球。1955 年人类发明了脊髓灰质炎疫苗，现在全球范围内脊髓灰质炎病例减少了 99% 以上！

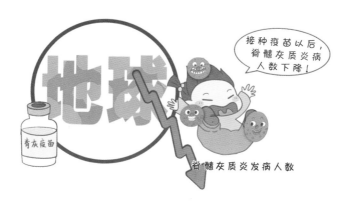

中国也积极使用脊髓灰质炎疫苗，1965 年全国开始普遍接种，脊髓灰质炎病例数急速下降，1978 年开始实施扩大免疫后，与实施扩大免疫前相比，脊

灰病例数下降了 70%。1994 年以后，中国再也没有出现过在国内感染的脊髓灰质炎病例；2000 年，经世界卫生组织认证，中国实现了无脊髓灰质炎的目标！

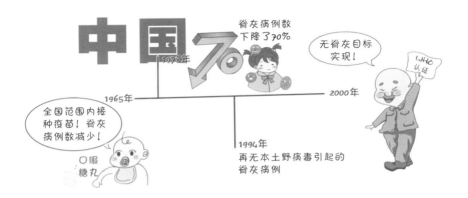

还有一个好消息告诉大家，到目前为止，世界卫生组织宣布全球已经消灭了Ⅱ、Ⅲ型脊髓灰质炎病毒，"脊灰病毒三兄弟"中仅剩下Ⅰ型脊髓灰质炎病毒还可能感染人类，但它已经是"孤儿"了。相信在不久的将来，通过接种疫苗，Ⅰ型脊髓灰质炎病毒也会被消灭，脊髓灰质炎将成为人类历史上第二个被消灭的传染病！

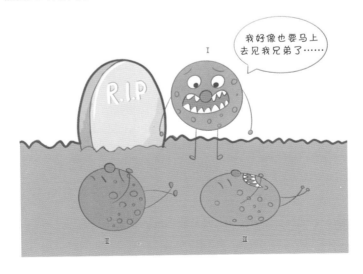

"乙肝大国"的帽子已经摘掉啦 乙型病毒性肝炎,简称"乙肝",是因感染乙型肝炎病毒(简称"乙肝病毒")而患的疾病。在 20 世纪 90 年代,乙肝是威胁我国人民健康的重要疾病,有调查显示,当时中国 1～59 岁人群有 1.2 亿人携带乙肝病毒,占全世界乙肝病毒携带者的 1/3。

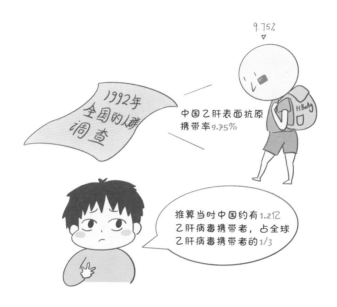

乙肝之所以可怕,是因为感染了乙肝病毒后,有一部分人会转变为慢性乙肝患者,再进一步转变为肝硬化或肝癌。得了乙肝需要终身服药,会极大影响患者的生活和生命质量,也会给社会带来沉重的负担。

为了防控乙肝,我国政府采取了一系列措施,其中有一个"重大杀器",被誉为防控乙肝的"'东风快递'新型导弹",可精准并全方位切断乙肝病毒的传播,那就是乙肝疫苗。接种乙肝疫苗使中国乙肝病毒携带者数量迅速下降,有效地控制了乙肝病毒的传播。

防控乙肝已取得了伟大成就,2020 年 10 月 28 日,国新办就"十三五"卫生健康改革发展有关情况举行发布会,郑重宣布,我国摘掉了乙肝大国的帽子!被世界卫生组织誉为发展中国家的典范!

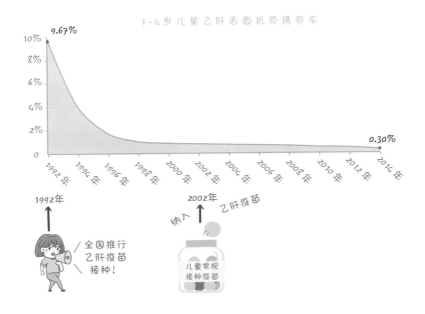

1～4岁儿童乙肝表面抗原携带率

9.67%

0.30%

1992年
全国推行
乙肝疫苗
接种！

2002年 纳入 乙肝疫苗

儿童常规
接种疫苗

疫苗在预防其他疾病方面的成就

疫苗对人类的贡献是巨大的，它就像一个无声的战士，默默守护着人类的健康。目前全球范围内已通过疫苗有效控制脊髓灰质炎、白喉、乙型病毒性肝炎、破伤风、百日咳、麻疹、流行性腮腺炎、风疹、狂犬病和轮状病毒胃肠炎等疾病。值得一提的是，受益于疫苗保护，全球每年可避免近300万名儿童死亡。

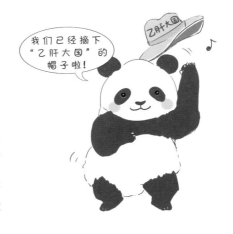

我们已经摘下"乙肝大国"的帽子啦！

当然，疫苗不是孩子的专属品，它陪伴在人类生命的各个阶段。在青少年时期，可以接种人乳头瘤病毒（HPV）疫苗等；到了中老年时期，可以接种肺炎疫苗、流感疫苗、带状疱疹疫苗等；准备怀孕的女性，可以接种麻腮风疫苗，以保护孕期妈妈和宝宝的健康；一些职业人群，如医务人员等，感

15

染某些疾病风险较大，可以通过接种疫苗来保护健康；外出旅行的人可以通过接种疫苗来避免感染旅行地的高发疾病，如黄热病或狂犬病等。可以说，疫苗的保护体现在生活的方方面面，贯穿人类的一生！

　　说到这里，小v为自己能成为疫苗而感到骄傲！

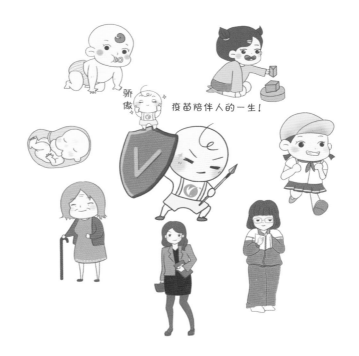

把什么是疫苗讲清楚

　　根据世界卫生组织（WHO）定义，疫苗是一种能提高对特定疾病免疫力的预防性生物制品，通常含有类似致病微生物成分，包含已减弱毒性或灭活的病原体，或其毒素及表面蛋白。

　　用小v的话来说，疫苗就是接种后能使身体产生对某种疾病抵抗力的生物制品。

　　疫苗的概念可以分为广义和狭义两方面。

疫苗（广义）
预防性疫苗：人们平时接种的疫苗，接种后需要一定时间产生抗体，如乙肝疫苗、水痘疫苗等。

被动免疫制剂：感染病原体后接种的疫苗，直接消灭病原体，如破伤风抗毒素、狂犬免疫球蛋白等。

治疗性疫苗：指的是人体感染或发生疾病后，可以诱导人体产生免疫反应，防止疾病的发生、发展，甚至恢复健康的一类疫苗。多用于治疗病毒、细菌等引起的持续性感染，以及用于反复发作的慢性感染。如细菌自身疫苗等。

狭义上的疫苗，指的就是预防性疫苗。本书着重讲解的就是预防性疫苗。

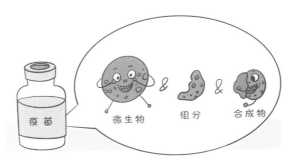

疫苗指的是含致病微生物或其组分、合成物的生物制品，可刺激机体产生对疾病的免疫力。

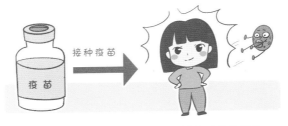

也就是说，接种了疫苗我们身体就会对某种疾病产生抵抗力，可以保护我们免于疾病的危害。

17

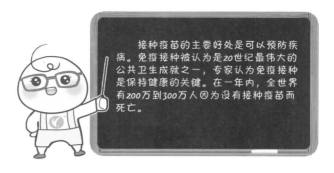

接种疫苗的主要好处是可以预防疾病。免疫接种被认为是20世纪最伟大的公共卫生成就之一，专家认为免疫接种是保持健康的关键。在一年内，全世界有200万到300万人因为没有接种疫苗而死亡。

什么？疫苗还分"活"疫苗和"死"疫苗

没错！我们疫苗家族中的一部分疫苗是"活"疫苗，一部分疫苗是"死"疫苗。"活"疫苗指的是带有一定毒力的疫苗，"死"疫苗指的是不带有毒力的疫苗。疫苗除了分为"死"和"活"，根据不同属性还有多种分类。下面就让小 v 为大家介绍一下。

成分性质	减毒活疫苗	卡介苗、麻腮风疫苗等
	灭活疫苗	脊髓灰质炎灭活疫苗、甲肝灭活疫苗等
	类毒素疫苗	破伤风疫苗、白喉疫苗等
	亚单位疫苗	百日咳疫苗、流感疫苗等
	结合疫苗	Hib 疫苗、肺炎疫苗等
	基因工程疫苗	乙肝疫苗等
	核酸疫苗	新型冠状病毒 mRNA 疫苗等
剂型	液体疫苗	流感疫苗、HPV 疫苗等
	冻干疫苗	麻腮风疫苗、水痘疫苗等
使用方法	注射用疫苗	卡介苗、乙脑疫苗等
	划痕用疫苗	炭疽疫苗等
	口服用疫苗	口服轮状病毒疫苗等
	喷雾用疫苗	喷鼻流感疫苗等

接下来，让小 v 以自身为例，从疫苗成分性质的角度，为大家解释疫苗的不同。

1. 减毒活疫苗　减毒活疫苗就是我们常说的"活"疫苗。

如果我的身体经人工处理，毒力降低到可以刺激人体产生免疫力，但又不会产生疾病，这样的我被制成疫苗，就叫作减毒活疫苗。

代表疫苗：卡介苗、麻疹疫苗、甲肝减毒活疫苗、水痘疫苗等。

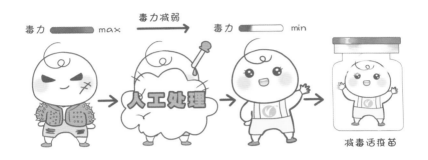

2. 灭活疫苗　灭活疫苗也就是我们常说的"死"疫苗中的一种。

如果我身体中的致病毒性被人为清除，仅剩我的"躯壳"，用于刺激人体产生免疫力，这类疫苗叫作灭活疫苗。

代表疫苗：肺炎球菌多糖疫苗、乙脑灭活疫苗、肠道病毒 71 型灭活疫苗（EV71 疫苗）等。

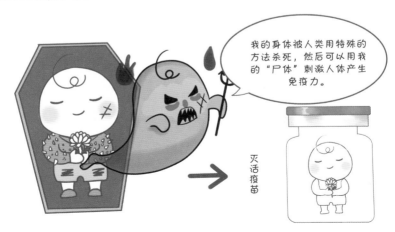

3. 类毒素疫苗　类毒素疫苗是"死"疫苗中的一种。

我在生长繁殖过程中会分泌有毒物质，将这些有毒物质通过人工的方法"灭毒"，然后制成疫苗，叫作类毒素疫苗。

举例：白喉类毒素、破伤风类毒素（两者均为百白破疫苗及白破疫苗中的成分）等。

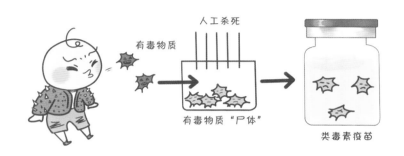

4. 亚单位疫苗　亚单位疫苗是"死"疫苗中的一种。

如果把我身体里与刺激人体产生免疫力无关的成分去掉，仅留下刺激免疫力的有效成分，用这些有效成分制成的疫苗叫作亚单位疫苗。

举例：从百日咳杆菌中提取百日咳毒素、丝状血凝素（"五联疫苗"中的百日咳成分）等刺激机体产生免疫力的有效成分。

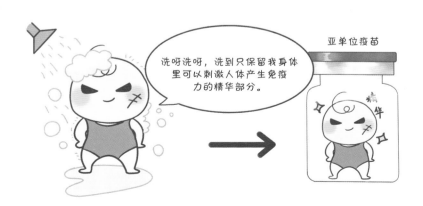

5. 结合疫苗　结合疫苗是"死"疫苗中的一种。

如果把我和某些蛋白质结合在一起，强强联手，能刺激人体产生更强、更久的免疫力，这样制成的疫苗就叫作结合疫苗。

举例：b 型流感嗜血杆菌结合疫苗、脑膜炎球菌结合疫苗及肺炎球菌结合疫苗。

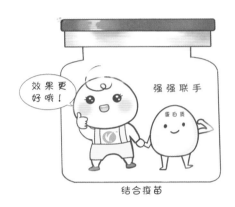

6. 基因工程疫苗　基因工程疫苗是"死"疫苗中的一种。

如果把我的 DNA/RNA 遗传物质提取出来，放入其他细胞中培养出来另一个无毒的"我"，这样制成的疫苗叫作基因工程疫苗。

举例：乙肝疫苗、人乳头瘤病毒（HPV）疫苗、带状疱疹疫苗等。

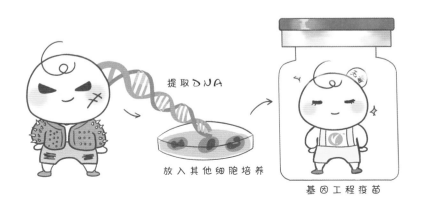

"活"疫苗和"死"疫苗哪个更好呢？其实它们各有特色，小 v 为大家列一张表格，看看就知道了。

疫苗种类	优点	缺点
"活"疫苗	接种次数较少，一般接种 1 ～ 2 剂即可达到预防效果	有潜在的致病风险，如人体免疫系统有缺陷，疫苗抗原可能会返祖感染人体而致病
"死"疫苗	不具有致病风险	往往需要多次接种，通常在接种第 2 或第 3 剂后才能产生足量的保护性抗体，常需定期加强接种

疫苗是怎样起到保护作用的

小 v 作为疫苗中的抗原，任务就是让人体产生对疾病的免疫力。

当我进入人体，首先会碰到一群细胞，称为非特异性免疫细胞，它们之前没见过我，傻傻憨憨地不管三七二十一就要开口吞了我，但是坚强如我，它们消化不了，便携带我去了身体更深入的地方。

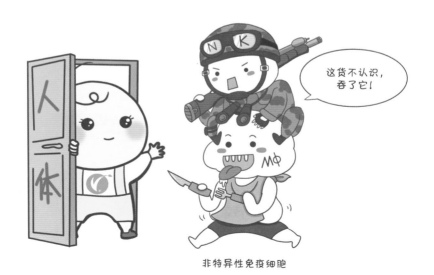

非特异性免疫细胞

它们把我带到了人体的"职业杀手"——特异性免疫细胞面前。这群"职业杀手"主要由两个部队组成——"B 细胞"部队和"T 细胞"部队。大多情况下 B 细胞部队是主力，在 T 细胞部队的协助下，分为"冲锋兵"和"文艺兵"。冲锋兵会产生一种叫"抗体"的物质，这些抗体会紧紧地粘在我身上，扯也扯不下来，我就会被吞噬/溶解而消灭；更重要的是文艺兵，它们对着我进行 360° 扫描，把我的形状、面貌、特征记录下来。当下次人体遇到真正的病原体时，就知道该怎么做了。人体能迅速产生大量抗体，那些病原体还没来得及致病就玩完了。

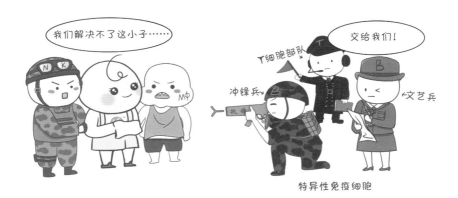

特异性免疫细胞

  所以，疫苗的作用就是让人体免疫系统提前进行一次消灭病原体的演习，当真正的病原体来袭时就有备无患了。

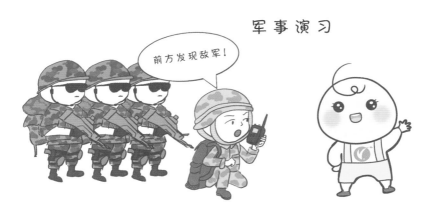

论一支疫苗是怎么产生的

小 v 我从一个病原体华丽变身为疫苗中的抗原，可谓经历了九九八十一难！因为疫苗制造不同于其他化学药品，通常是给健康人接种的，所以对疫苗生产各个环节都有着极其严格的要求。让小 v 用亲身经历来告诉大家疫苗的诞生过程吧。

第一步　研发

疫苗始于研发。别小看研发，这是一个非常费时、费力并且费钱的过程。研发包括工艺开发、临床试验和检定方法研究等多个方面。研发阶段在所有环节中是耗时最长的。

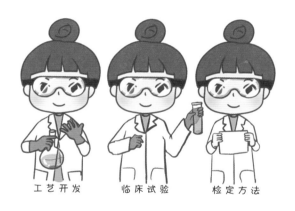

工艺开发　　临床试验　　检定方法

疫苗	研发时间 / 年
水痘疫苗	25 ～ 30
人乳头瘤病毒（HPV）疫苗	14 ～ 16
轮状病毒疫苗	14 ～ 16
儿童联合疫苗	10 ～ 12

什么是工艺开发呢？指的是找到一种最好的工艺方法，使疫苗的保护作用发挥到最大，同时还要保证用这种方法开发的疫苗是安全、有效的。

什么是临床试验呢？指的是对疫苗开展接种试验，通过试验结果来判定疫苗的安全性和有效性。一般需要经过四个期的临床试验。

什么是检定方法呢？检定方法贯穿疫苗最初研发到产出成品的各个阶段，用来判断各阶段的生产是否符合标准。如何检定是需要在研发阶段就确定的。

第二步　生产

如果研发成功，那么疫苗就可以进行生产了。这个阶段就是小 v 改邪归正的过程！现在回想起来，小 v 还是很激动呢。

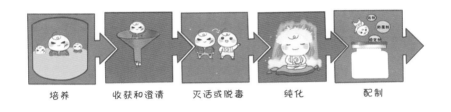

培养　　　收获和澄清　　　灭活或脱毒　　　纯化　　　配制

1. 培养　作为病原体的我被放在人工繁殖的细胞中培养。培养我的细胞必须无污染，无杂物残留，这样才能保证高品质。

2. 收获和澄清　当我在细胞中繁殖到一定程度，就打碎细胞，我和我的分身们通过离心、沉淀、过滤等方法被取出来。

3. 灭活或脱毒　刚刚被分离出来的我们不能被立即投入使用，还需要通过一系列的步骤将我们脱毒或者灭活，以保证当我们进入人体后是无毒无害的。

4. 纯化　这一步是让我们好好洗个澡，彻底纯化。

5. 配制　最后，我们就被制成疫苗啦！我们会和佐剂、防腐剂、稳定剂等物质混在一起，然后根据不同的工艺制备成液体疫苗或者冻干疫苗。经过这一步骤，我终于成为疫苗的一份子了！

一支疫苗中只有作为抗原的小 v 我吗？不，那可不行，只有小 v 疫苗是起不了作用的。小小的一支疫苗里还包含了很多物质，如上述提到的佐剂、防腐剂、稳定剂等，这些物质和小 v 一起进入人体，确保人体能够产生对疾病的抵抗力。当然了，大家放心，各国的监管部门对这些制剂的添加和残留都有非常严格的要求。

疫苗的其他成分	作用	举例
佐剂	增强、调节抗原有效性	氢氧化铝等有机/无机物
防腐剂	防止疫苗中可能意外污染的细菌或真菌生长	硫柳汞、苯酚
抗生素	避免细菌、支原体等其他微生物的污染	新霉素、庆大霉素
稳定剂	保护疫苗抵御高温、低温等不良环境	糖类、氨基酸、蛋白质、明胶、右旋糖酐
灭活剂	保证疫苗抗原的灭活	甲醛、戊二醛
残留细胞培养物	病原体培养物的残留物	卵清蛋白、胎牛血清

第三步　质量控制

因为疫苗是一种生物制品，且通常是给健康人接种，所以疫苗制备的每一个过程都需要进行非常严格的质量控制。质量控制分布在疫苗生产的各个环节，整个质量控制的时间比疫苗生产的时间还要长。

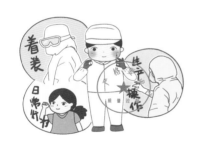

比如，对疫苗生产人员的着装、生产操作、日常行为有严格的要求，生产设施/设备必须设计合理、规范使用，物料选择必须保证质量及生物安全等。

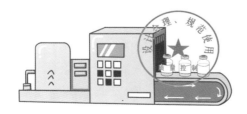
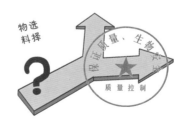

来来来，疫苗的"合格证"了解一下

终于，我被制成疫苗啦！我也能为人类的健康贡献一份力量了！

但是，在真正能接种到人类身体之前，我还必须拿到一张"合格证"，以保证我的安全性和有效性，这张合格证的全称叫作"生物制品批签发合格证明"，简称"批签发证明"。

根据 2019 年颁布的《中华人民共和国疫苗管理法》及其他相关规定，疫苗在销售前或进口时，应由指定的药品检验机构予以检验。每个疫苗每批次（一个批号为一批次）在经过安全性和有效性的检测之后，中国食品药品检定研究院会根据检测结果发布疫苗是否合格的通知，如果合格则可以投放市场，如果不合格，这一批次疫苗不予进入市场。

如需查询批签发可至中国食品药品检定研究院官网查询，还可通过互联网平台搜索相关疫苗批号信息。

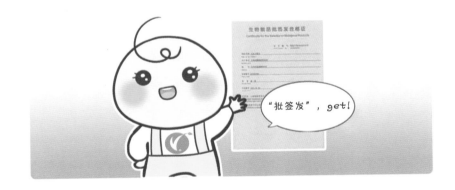

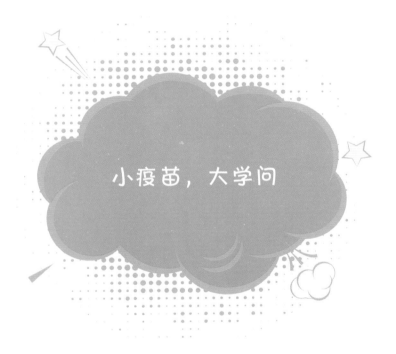

小疫苗，大学问

"免疫规划疫苗"和"非免疫规划疫苗"

自从小 v 我成为疫苗以后，结识了很多疫苗朋友，他们有些是"一类疫苗"，有些是"二类疫苗"；有些告诉我是"自费疫苗"，有些又告诉我是"免费疫苗"；还有说"免疫规划疫苗"和"非免疫规划疫苗"，到底是什么意思呢？

开始的时候小 v 也傻傻分不清楚，后来发现其实很简单，总体来说……

免疫规划疫苗＝一类疫苗＝免费疫苗（政府采购）

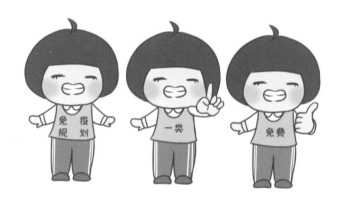

非免疫规划疫苗＝二类疫苗＝自费疫苗

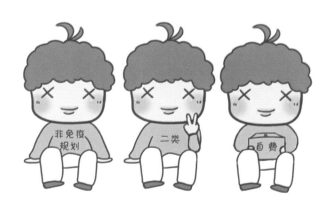

"一类、二类、自费、免费"我看得懂，但什么叫"免疫规划"？

根据《中华人民共和国疫苗管理法》的定义，"免疫规划"（以前叫"计划免疫"或"计免"）指的是根据国家传染病防治规划，使用有效疫苗对易感人群进行预防接种所制订的规划或者作出的安排。

用小 v 的话来说，就是根据我国传染病的流行特征，政府制订的接种疫苗的计划安排。

也就是说，免疫规划疫苗是政府为大家安排好了，在规定的时间需要接种的疫苗，并且这些疫苗都是免费接种的。

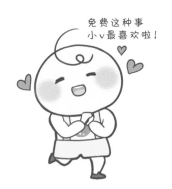

非免疫规划疫苗就不是政府为大家安排好的，大家可以自愿接种。

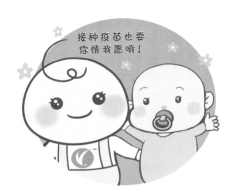

1. 免疫规划疫苗　了解了免疫规划疫苗和非免疫规划疫苗的概念，那么，我的免疫规划疫苗朋友们有哪些呢？请看他们的最新名单。

国家免疫规划疫苗儿童免疫程序表（2021 年版）

可预防疾病	疫苗种类	接种途径	剂量	英文缩写	出生时	1月	2月	3月	4月	5月	6月	8月	9月	18月	2岁	3岁	4岁	5岁	6岁
乙型病毒性肝炎	乙肝疫苗	肌内注射	10 或 20μg	HepB	1	2					3								
结核病[1]	卡介苗	皮内注射	0.1ml	BCG	1														
脊髓灰质炎	脊灰灭活疫苗	肌内注射	0.5ml	IPV			1	2											
	脊灰减毒活疫苗	口服	1 粒或 2 滴	bOPV					3								4		
百日咳、白喉、破伤风	百白破疫苗	肌内注射	0.5ml	DTaP				1	2	3				4					
	白喉、破伤风	肌内注射	0.5ml	DT															5
麻疹、风疹、流行性腮腺炎	麻腮风疫苗	皮下注射	0.5ml	MMR								1		2					
流行性乙型脑炎[2]	乙脑减毒活疫苗	皮下注射	0.5ml	JE-L								1			2				
	乙脑灭活疫苗	肌内注射	0.5ml	JE-I								1,2			3		4		
流行性脑脊髓膜炎	A 群流脑多糖疫苗	皮下注射	0.5ml	MPSV-A							1		2						
	A 群 C 群流脑多糖疫苗	皮下注射	0.5ml	MPSV-AC												3			4
甲型病毒性肝炎[3]	甲肝减毒活疫苗	皮下注射	0.5 或 1.0ml	HepA-L										1					
	甲肝灭活疫苗	肌内注射	0.5ml	HepA-I										1	2				

注：
1. 主要指结核性脑膜炎、粟粒性肺结核等。
2. 选择乙脑减毒活疫苗接种时，采用两剂次接种程序。选择乙脑灭活疫苗接种时，采用四剂次接种程序；乙脑灭活疫苗第 1、2 剂间隔 7～10 天。
3. 选择甲肝减毒活疫苗接种时，采用一剂次接种程序。选择甲肝灭活疫苗接种时，采用两剂次接种程序。

小 v 带大家一起读懂这张表格。

以乙肝为例，乙肝疫苗总共要接种 3 针，第 1 针在出生时接种，第 2 针在 1 月龄接种，第 3 针在 6 月龄接种。是不是很简单呢？

另外，大家还要注意看表下面的注释。

2. 非免疫规划疫苗　我的非免疫规划疫苗朋友们很多，他们种类繁多、功能强大，但奇怪的是，他们大多不受人们重视，可能是因为他们不是政府安排的，是自费的，所以人们觉得他们不重要。

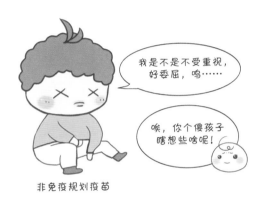

非免疫规划疫苗

到底是不是这样的呢？

首先，我们来了解一下免疫规划疫苗和非免疫规划疫苗是怎么区分的。

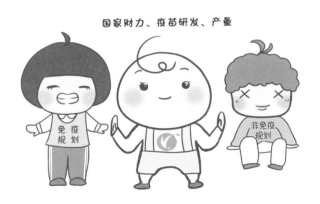

疫苗的这种分类主要是根据国家财力、疫苗研发和产量等因素划分的。如果某种疾病对个人和社会的危害大，对应的自费疫苗产量足够，国家也有足够财力买单，就有可能将这种非免疫规划疫苗转变成免疫规划疫苗。

在 20 世纪 70 年代，我国的免疫规划疫苗只有 4 种，可预防 6 种疾病。目前免疫规划疫苗已经达到了 15 种，可预防 15 种疾病！所以，免疫规划疫苗和非免疫规划疫苗不是一成不变的，二者同等重要！

其次，说说非免疫规划疫苗的分类。

我的非免疫规划疫苗朋友们按照功能可以分为三类：替代型、补充型和替代补充型。

替代型指的是可以替代某种免疫规划疫苗，即接种了这种非免疫规划疫苗，相应的免疫规划疫苗就不用接种了。比如，A 群 C 群流脑多糖结合疫苗替代 A 群流脑多糖疫苗，二者都是用来预防流行性脑脊髓膜炎的。

补充型指的是针对免疫规划疫苗预防不到的疾病的疫苗，如水痘疫苗、带状疱疹疫苗、人乳头瘤病毒（HPV）疫苗、流感疫苗等。

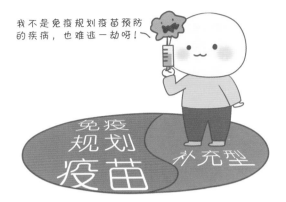

　　替代补充型指的是既可以替代某／几种免疫规划疫苗，又可以预防免疫规划疫苗预防不了的疾病的疫苗，如"五联疫苗"。

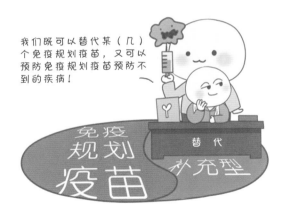

　　把我的大部分非免疫规划疫苗朋友们罗列在这里，大家可以认识一下。

类型	疫苗名称 名称	疫苗名称 缩写	替代的免疫规划疫苗	说明
替代型	乙肝疫苗	HepB	乙肝疫苗	可替代免疫规划疫苗中的乙肝疫苗,但其疫苗工艺、剂量不一样
替代型	乙脑灭活疫苗	JE-I	乙脑减毒活疫苗	可替代免疫规划疫苗中的乙脑减毒活疫苗
替代型	甲肝灭活疫苗	HepA-I	甲肝减毒活疫苗	可替代免疫规划疫苗中的甲肝减毒活疫苗
替代型	A群C群流脑多糖结合疫苗	MPCV-AC	A群流脑多糖疫苗	可替代免疫规划疫苗中的A群流脑多糖疫苗,还可预防C群脑膜炎球菌引起的流行性脑脊髓膜炎
替代型	ACYW135流脑多糖疫苗	MPSV-ACYW135	A群C群流脑多糖疫苗	可替代免疫规划疫苗中的A群C群流脑多糖疫苗,还可预防Y型和W135型两种脑膜炎球菌引起的流行性脑脊髓膜炎
替代型/补充型	"五联疫苗"	DTaP/IPV/Hib	脊髓灰质炎疫苗、百白破疫苗	成分包含灭活脊灰疫苗+百白破疫苗+Hib疫苗,可替代免疫规划疫苗中脊灰疫苗和百白破疫苗,并可多预防b型流感嗜血杆菌(Hib)引起的疾病,且接种剂次减少
替代型/补充型	"四联疫苗"	DTaP/Hib	百白破疫苗	成分包含百白破疫苗+Hib疫苗,可预防Hib引起的疾病,且接种剂次减少
补充型	HIB疫苗	Hib	/	可预防Hib引起的疾病,如脑膜炎、肺炎等
补充型	13价肺炎疫苗	Pneu-13	/	可预防由13种肺炎链球菌引起的疾病,如肺炎、脑膜炎等
补充型	23价肺炎疫苗	Pneu-23	/	可预防由23种肺炎链球菌引起的疾病,如肺炎、菌血症等
补充型	EV71疫苗	EV71	/	可预防由EV71病毒引起的手足口病
补充型	轮状病毒疫苗	Rota	/	包括国产单价和进口五价两种类型轮状疫苗。两者分别预防1种和5种轮状病毒引起的婴幼儿肠胃炎
补充型	流感疫苗	Flu	/	预防由流感病毒引起的流感
补充型	水痘疫苗	Var	/	预防水痘

有朋友问小 v，非免疫规划疫苗该如何选择呢？替代型的疫苗该选择哪个？补充型的非免疫规划疫苗有没有必要接种呢？

首先，当大家发现某个免疫规划疫苗有非免疫规划疫苗替代时，可以考虑以下几点。

1. "活"苗或者"死"苗？

有些替代疫苗与原疫苗之间是"活"疫苗和"死"疫苗的区别。家长可以根据孩子的自身情况综合考虑关于"死"疫苗和"活"疫苗的区别，之前我已经讲述了哦，去前面查阅吧。

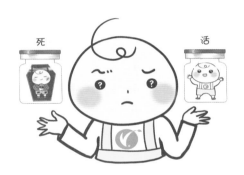

2. 联合疫苗或者单苗？

接种联合疫苗可以达到接种多种疫苗的效果，事半功倍。

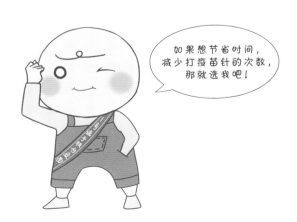

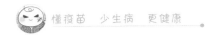

那么，补充型疫苗要不要接种呢？

这里，小 v 要和大家强调，接种疫苗是预防疾病最经济有效的方法。所以，所有补充型疫苗小 v 都推荐接种。

如果说有哪些重点推荐的话，小 v 推荐学龄前儿童接种水痘疫苗、流感疫苗和 EV71 疫苗。因为这些疫苗预防的疾病——水痘、流感及手足口病，传染性极强，特别是在托幼机构及学校，往往"一人得病，全班感染"。

在小 v 的非免疫规划朋友中，有好多外国朋友，他们是进口品牌，价格也比本土品牌要贵一些，效果是不是也比本土疫苗更好呢？

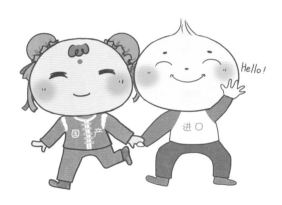

其实不论是进口疫苗还是国产疫苗都能预防疾病。二者的差异如下。

1. 种类不同　有些疫苗只有国产的，有些疫苗只有进口的，如带状疱疹疫苗目前只有进口的。

2. 工艺不同　如甲肝疫苗，进口的只有灭活疫苗；国产的除了灭活疫苗，还有减毒活疫苗可供选择。

3. 剂型不同　进口疫苗的联合疫苗剂型更丰富，比如"五联疫苗"。联合疫苗可在达到相同免疫效果的前提下可减少接种次数，方便群众。联合疫苗是未来疫苗发展的主流方向。

另外，进口疫苗在价格上明显偏贵。国产疫苗相对要便宜一些，价格上优势明显。并且，进口疫苗的制作工艺也不一定就比国产的好。比如，有种进口水痘疫苗，就因为抗生素残留含量达不到中国的标准而被取消进口。

总而言之，进口疫苗与国产疫苗各有千秋，优势互补。大家在选择疫苗品种时可综合考虑再作决定。

成人也需要接种疫苗吗

可能很多人认为，孩子小体质弱，接种疫苗是孩子的事儿，作为成年人，身体倍儿棒，吃嘛嘛香，没必要接种疫苗；如果非要打疫苗，可能是被猫、狗咬了，需要打狂犬病疫苗。

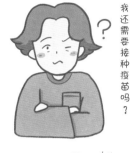

我还需要接种疫苗吗？

哎呀，如果你也有类似的想法，那小v告诉你，大错特错啦！成人也需要接种疫苗！疫苗不仅能保护孩子，还可以保护青少年、成年人、老年人、孕妇等。总之，生命的任何阶段疫苗都可以提供保护。

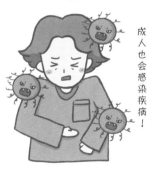

成人也会感染疾病！

为什么成年人也需要接种疫苗呢？其实原因有很多。

原因一，成人也会感染疾病。比如百日咳，过去高发于幼龄儿童，但是随着百白破疫苗的普及，儿童发病越来越少，而青少年和成年人逐渐变成百日咳的高发人群，所以青少年和成年人可以接种青少年/成人相应的疫苗。另外随着年龄的增长，成年人的免疫功能会逐渐衰退，中老年人和孩子一样容易感染疾病，且一旦得病，后果往往很严重，所以特别需要疫苗的保护。中老年人可以接种带状疱疹疫苗、肺炎疫苗、流感疫苗等。

原因二，感染疾病的风险不同。某些职业人群，比如实验室工作人员、动物接触工作人员，感染疾病的风险比普通人高，需要接种疫苗保护自己。这类人员可以接种狂犬病疫苗等。

我们感染疾病的风险比普通人高，需要接种疫苗保护自己！

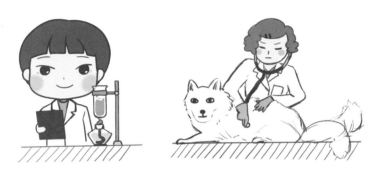

原因三，感染疾病会导致严重的后果。比如孕妇，如果孕期感染了风疹等疾病，不但对孕妇有损害，对肚子里的宝宝也会造成严重后果。所以建议孕妇在怀孕前至少3个月接种风疹疫苗。

原因四，成人可接种防癌疫苗。小v再悄悄告诉大家，成人可接种的疫苗中还有防癌疫苗——人乳头瘤病毒（HPV）疫苗。它可以有效预防宫颈癌的发生。试问，防癌疫苗谁不想接种？

成人疫苗中还有防癌疫苗！

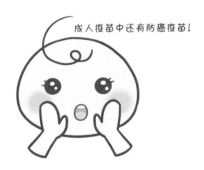

听了小v的一番介绍，不知大家是否认识到成年人接种疫苗的重要性呢？当然，绝大多数成人接种的疫苗都是自费的，这可能也是大家不愿接种的原因之一。但是小v想说一句话，生病前的预防针和生病后的"吊针"，你愿意选择哪个呢？

关于接种时间的一些问题

我和我的疫苗朋友们平时最喜欢做的事就是掰着手指头算时间，还有多久能和人类朋友们见面。为什么要算时间呢？因为每个疫苗都有一个最早接种时间，早于这个时间我们是不能被人类接种的。

为什么不能早点儿接种呢？这和疫苗接种时间的制定原理有关。

首先，我们来看儿童疫苗。接种时间会考虑孩子不同年龄的发病概率、免疫系统发育情况等，原则是尽量让孩子在发病的最小年龄之前接种疫苗，及时抵御疾病的侵袭，同时在这个年龄接种疫苗是安全有效的。

如果提前接种，一方面宝宝的免疫系统可能还不能对疫苗起反应，产生不了足够的免疫力；另一方面，从妈妈身上带给宝宝的抗体还没有消失，也会影响接种疫苗的效果。所以不建议提前接种。

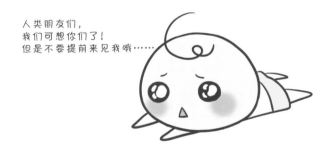

人类朋友们，
我们可想你们了！
但是不要提前来见我哦……

延后接种可以吗？

延后接种是可以的，并且随着儿童免疫系统发育完善，疫苗的保护效果会越好。一般推迟一个礼拜，甚至一个月问题都不大，但是延后接种会产生一段儿童疫苗保护的空白期，在这段时间内会有感染疾病的风险，并且部分疫苗有规定的接种年龄段，延迟时间过长会导致超过接种年龄段而无法接种。所以在疫苗推荐的时间段接种是最好的。

其次，说说成人疫苗。成人疫苗接种时间的制定也是综合了多方面因素，但更多考虑的是疾病的高发年龄。和儿童疫苗一样，成人疫苗推荐在规定的接种时间内接种，不能提前，但可以延迟。

所以，人类朋友们，我们已经为保护你们的健康做好准备了，请你们早点儿与我们见面吧！我们可想你们了！

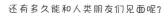

还有多久能和人类朋友们见面呢？

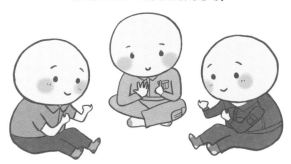

可能有朋友会问："那么多疫苗，特别是对于宝宝，怎么接种得过来呢？"哈哈，这个问题其实很简单，让小 v 来回答。

第一，不同疫苗可以同时接种。

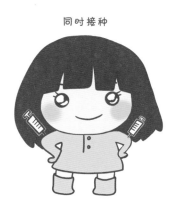

同时接种

什么叫同时接种？同时接种指的是同时间在身体不同部位或通过不同途径（口服、注射）接种疫苗，比如宝宝左胳膊打了一针疫苗，右胳膊又打了一针另外一种疫苗，这叫同时接种；或者宝宝口服了一种疫苗，胳膊上又打了一针另外一种疫苗，这也叫同时接种。

很多人问："同时接种对身体有影响吗？特别是宝宝，承受得住吗？"

科学证据表明，同时接种几种疫苗不会对人体免疫系统带来不良影响。在日常生活中我们每天都要接触数百种病原体，随时都在诱发身体的免疫反应，只是我们不知道而已。另外，假如得一次疾病，如感冒，身体里病原体数量远远超过任何疫苗包含的病原体数量，身体不还是扛得住么。

第二，如未能同时接种，那就需要间隔一定时间再接种，否则先接种的疫苗可能影响后接种疫苗的效果。要间隔多长时间呢？这也是有讲究的。

不同类型疫苗接种原则见下表。

	减毒活疫苗	灭活疫苗
减毒活疫苗	口服＋注射→任意时间 注射＋注射→间隔 28 天及以上	任意时间
灭活疫苗	任意时间	任意时间

注：疫苗接种有特殊情况的，以说明书为准。

这里的灭活疫苗类型包括所有"死"疫苗。有的朋友会说："小 v，我还是觉得接种次数太多了，特别是宝宝，扎这么多针好心疼啊，有没有什么方法既得到疫苗保护又少扎几针呢？"还真有！小 v 向大家推荐"联合疫苗"！接种 1 针，可以收到几种疫苗的效果！比如"五联疫苗"——吸附无细胞百白破灭活脊髓灰质炎和 b 型流感嗜血杆菌（结合）联合疫苗，"四联疫苗"——无细胞百白破 b 型流感嗜血杆菌联合疫苗。

去哪儿接种疫苗呢

"列队，看齐，齐步走！"看，我的疫苗朋友们雄赳赳气昂昂地出发啦！他们这是去哪儿？他们是去全国各地的疫苗接种点，准备接种给人类。中国那么大，他们是怎么去往大家身边的呢？

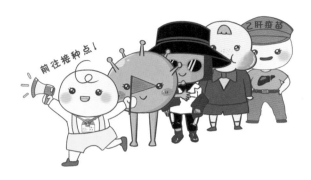

这就要说到一个机构——疾病预防控制中心（简称"疾控中心"）。《中华人民共和国疫苗管理法》规定，疫苗由疫苗上市许可持有人（生产企业）供应到疾控中心，然后由疾控中心供应到接种单位。疾控中心以外的单位和个人不得向接种单位供应疫苗，接种单位也不能接收除疾控中心以外的单位和个人供应的疫苗。

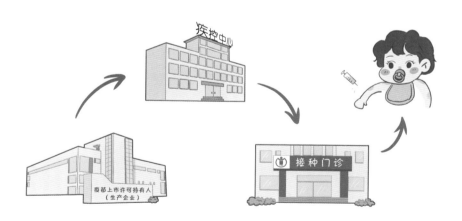

提供接种服务的接种单位必须是有一定资质的医疗机构，常见的有社区卫生服务中心、卫生院、医院等。大家可以咨询当地疾控中心。

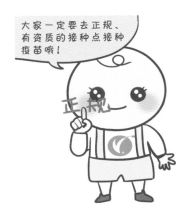

大家一定要去正规、有资质的接种点接种疫苗哦！

"冷链"是什么链

小v经常听人类说一句话叫作"如人饮水，冷暖自知"，我虽然不喝水，但是冷暖却是知道的，因为我和我的疫苗朋友们对运输和储藏的温度要求很高。

在从生产线运输到接种单位的过程中，我们喜欢的温度是 2～8℃。当我们储存在冷库或者冰箱时，大多数也喜欢 2～8℃。需要冷冻的疫苗，如减毒脊髓灰质炎疫苗，更喜欢待在 -20℃的冰柜里。

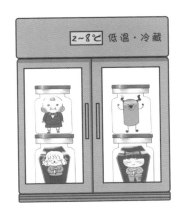

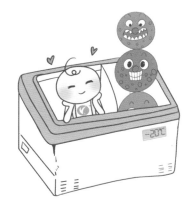

为什么我们需要这个温度呢？因为太热了疫苗活性会下降，太冷了液体疫苗冻结了就无效了。所以在运送和储存过程中，务必保持适宜的温度，这也就是我们常说的"冷链"。如果超过了适宜的温度范围，疫苗就需要进一步检查确认是否还能正常使用了。

在这里小 v 还要说一句，不是超过了 2～8℃疫苗就一定失效了。按照国家的相关规定，疫苗出厂前都要进行 37℃加速热稳定性实验，也就是说把疫苗放置在 37℃环境下一段时间（2 天～4 周不等），如果疫苗有效成分的下降值在可接受范围内，并且疫苗整体仍然合格，才能判定该疫苗是合格的产品。

我国颁布了《中华人民共和国疫苗管理法》，其中要求疫苗在运输和储存过程中要有全程追溯和监督，所以请放心，大家接种的疫苗都是"新鲜"、安全的。

接种疫苗前后需要注意的事项

欢迎来到疫苗接种点！大家准备好接种疫苗了吗？喂，等等，别急着接种，接种疫苗有很多注意事项，你真的都准备好了吗？

首先，我们来看儿童接种疫苗的注意事项。

接种前注意事项

1. 一定要携带儿童预防接种证。这个证是儿童接种疫苗的凭证和记录，每次接种都务必要带上。

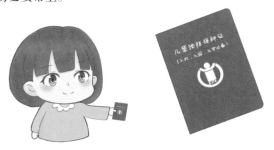

2. 建议接种前一天洗澡，换上柔软宽松的衣物，这样衣服容易穿脱，既便于打针，又不会摩擦针眼处的皮肤。

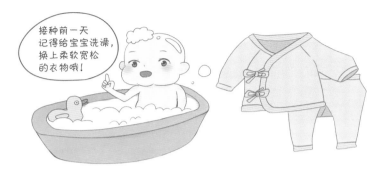

3. 观察宝宝是否有生病、过敏或者出现身体不适的现象，如有的话在接种前务必告知接种医生。

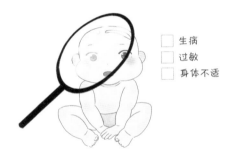

☐ 生病
☐ 过敏
☐ 身体不适

※ 预防接种证很重要！

别看小小的一本接种证，它可是有大作用。

首先这个本子记录了宝宝每次接种疫苗的信息，对于宝宝接种了哪些疫苗一目了然。

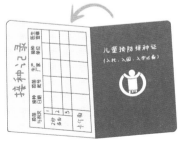

其次，在宝宝进入幼儿园、小学时都需要这本接种证，以便于幼儿园或学校的老师核查宝宝是否有漏种的疫苗，如果有的话需要及时接种，防止宝宝在进入学校后感染疾病。

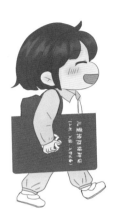

另外，非常重要的一点，这本接种证也是宝宝以后出国读书、工作的凭证。一些国外教育机构、工作机构要求出示接种某些疫苗的证明，而这本接种证就是最好的证明，所以各位家长一定要好好保存接种证。

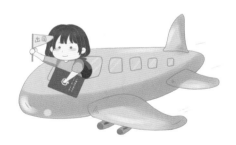

接种时的注意事项

1. 在接种过程中应配合接种医生，如实告知宝宝的身体健康状况。

2. 避免宝宝在睡眠状态中接种疫苗，也要避免宝宝在饥饿状态下接种疫苗。

3. 接种疫苗时，家长要尽量固定住宝宝，避免因宝宝随意晃动而造成接种失败。

4. 接种疫苗后用棉签按住针眼几分钟，等不出血了再放开棉签，不要揉搓接种部位。

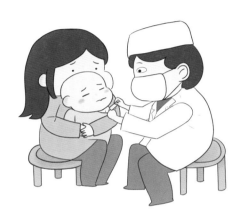

接种后注意事项

1. 在接种场所留观 30 分钟！留观 30 分钟！留观 30 分钟！重要的事情说三遍。

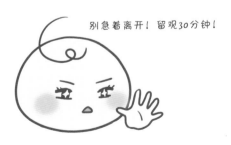

别急着离开！留观30分钟！

一些严重的不良反应，如过敏性休克，虽然发生率极低，但一旦发生需及时抢救。接种现场都有医务人员及急救药品，能第一时间给予抢救，最大程度降低风险。所以一定要在接种现场留观 30 分钟。

2. 接种后要适当休息，多喝水，注意保暖。不要揉搓接种部位，防止局部感染。另外，接种之后尽量不要吃容易过敏的鱼、虾等海鲜，否则很难判断是由饮食还是接种疫苗引起的过敏。

3. 有些宝宝在接种完疫苗的 2～3 天内会出现轻微发热、局部红肿、食欲不振等现象，这些是接种疫苗后的常见反应，一般 2～3 天内会自行消失，家长不用担心。如果症状逐渐严重或者未见缓解，要及时和接种医生联系，并且及时到医院就诊。

成人接种疫苗有哪些注意事项呢？

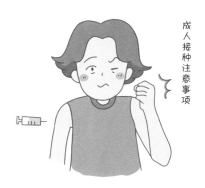

成人接种注意事项

儿童接种疫苗的注意事项都适用于成人，但还有一些额外需要注意的地方。

1. 有些省份和地区使用成人接种证，和儿童接种证一样，是接种疫苗的凭证，在每次接种疫苗时都应该带上。

2. 如实告知接种医生自己的身体情况，特别是有计划怀孕或已经怀孕及哺乳期妇女，因为接种某些疫苗需要避开这些特殊时期。如麻腮风疫苗需要在怀孕前三个月以上接种，人乳头瘤病毒（HPV）疫苗不建议在怀孕或者哺乳期接种等。

谈谈接种疫苗最害怕的事——不良反应

小 v 知道，每个孩子都是妈妈爸爸的宝贝，所以接种疫苗后是否会有不良反应是每个爸妈最关心的问题。接种疫苗到底安不安全？为什么有的宝宝接种疫苗后会出现不良反应呢？接种疫苗的不良反应又有哪些呢？应该如何处理呢？下面就让小 v 一一为大家解答。

首先，我们要知道，疫苗对人体是非常安全的。疫苗在研发、试验以及上市前都会经过无数次检测，每一次检测合格后才会进行下一步生产。所以对于疫苗的安全性大家毋庸置疑！

为什么有些孩子在接种后会有或多或少的反应呢？

首先，是因为接种了疫苗后身体会起一系列的免疫作用，反映到人体身上可能就是红、肿、热、痛等各种反应，这些反应因人而异，程度不一。就好比同样是病毒感染，有的宝宝没有反应，有的宝宝症状严重。其次，疫苗不像药品这种单纯的化学制品，它是生物制品，就像小 v 我，是个病原体，成分复杂，接种后就可能会出现各种反应。

常见的不良反应有哪些呢？

常见的不良反应可分为局部反应和全身反应。局部反应一般发生在接种部位，比如接种部位红、肿、热、痛等。全身反应包括发热、浑身不舒服、没有食欲、全身乏力等。

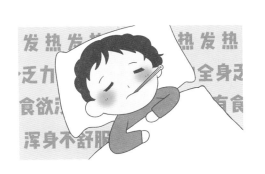

根据严重程度，不良反应又可分为一般反应和异常反应。一般反应是一过性的，不会引起不可恢复的身体损害，也没有后遗症，如全身乏力、没有食欲，或者接种部位的红、肿、热、痛等。异常反应相对比较严重，如过敏性休克、系统性红斑狼疮。异常反应的概率是极其低的，大家不用惊慌。

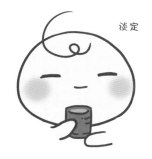

淡定

如果宝宝在接种疫苗后发生不良反应要怎么做呢？

首先，妈妈爸爸和家属们不要惊慌，对于疫苗的一般反应不需要做任何处理，在 2 ~ 3 天内会自行消退，适当休息，多喝水。如果局部的红、肿、热、痛比较厉害，可以用毛巾热敷，每天数次，每次 10 ~ 15 分钟，可以帮助缓解红肿和疼痛。这里需要注意的是，对于接种卡介苗以后出现的局部反应不能热敷，因为接种部位有一个自然结疤的过程，保持创口干燥清洁最重要，以防止感染。如果发现症状没有好转，或者越来越严重，请及时与接种门诊医生联系或到医院就诊，以便查明原因，及时治疗。

有极少一部分人接种了疫苗后可能会出现较严重的不良反应，可能是对疫苗中的某些成分过敏，如对鸡蛋过敏的宝宝会对流感疫苗过敏；又或是某些情况不适合接种疫苗，如有肠绞痛的宝宝不能接种口服轮状疫苗等。因此，在接种疫苗之前请务必告知接种医生，自己或者宝宝的健康状况、是否过敏等，以便接种医生判断是否适合接种疫苗。

※ 什么是偶合症？

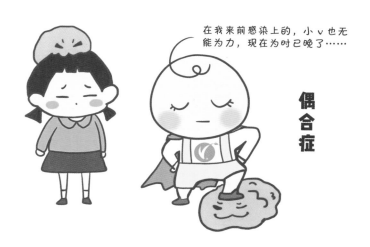

在我来前感染上的，小ν也无能为力，现在为时已晚了……

偶合症

接种疫苗后出现的身体不适一定是疫苗引起的吗？小 v 在这里要帮我们疫苗喊喊冤，和大家讲讲一个医学专有名词——偶合症。

什么是偶合症？就是在接种疫苗前人体已经处于某种疾病的潜伏期，在接种疫苗后表现出来，和疫苗本身无关，这种情况就叫作偶合症。比如，接种流感疫苗之前已经感染了流行性感冒病毒，接种后出现了流感症状，就会让人误以为是由接种流感疫苗引起的流感；或者接种疫苗之前已经感染了肠道病毒，接种后出现腹泻，就会以为是由接种疫苗引起的腹泻。

偶合症往往会让人忽略症状表现的真正病因，所以当接种疫苗后出现身体不舒服或者某些症状越来越重，请务必及时到医院就医，查明真正的病因，千万不要以为一定是接种疫苗引起的而错失最佳治疗时机！

不是人人都可以接种疫苗？说说哪些情况下不建议接种疫苗

疫苗可以保护人类健康，小 v 希望人人都可以接种疫苗。但在某些情况下接种疫苗可能会发生严重的不良反应。我们把这些能引起不良反应的情况叫作禁忌。

禁忌可以分为绝对禁忌和相对禁忌。

如果在某些情况下接种疫苗，产生严重不良反应的概率明显增加，我们就把这些情况叫作绝对禁忌。一般来说，如果有绝对禁忌，不应接种疫苗。

如果在某些情况下接种疫苗，可能会增加不良反应产生的概率或严重程度，或者可能会降低疫苗产生的免疫效果，这样的情况叫作相对禁忌，也可以叫作慎用征，也可以说是我们常说的注意事项。一般来说，相对禁忌存在时，疫苗要推迟接种。

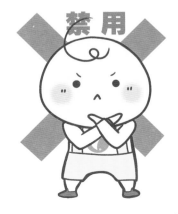

那么，常见的绝对禁忌有哪些呢？敲黑板啦，如果朋友们存在以下情况，

就不要接种疫苗了。

1. 对疫苗成分严重过敏或之前接种后发生严重过敏反应的人。这里所说的"严重过敏"指的是休克、喉头水肿等反应，如果仅是一过性的发热、乏力、局部红肿等，这些都是轻微反应，不是疫苗的绝对禁忌哦。

2. 个别疫苗有单独的绝对禁忌，比如接种百白破疫苗后，出现不明原因的脑部症状，如昏迷、意识模糊等，不建议再次接种百白破疫苗；如果患有严重联合免疫缺陷，不建议接种五价轮状病毒疫苗。

如果想知道每个疫苗的绝对禁忌，请参考疫苗说明书。

接下来，我们来说说相对禁忌。常见的相对禁忌如下。

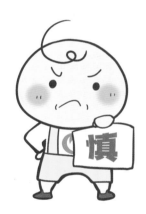

1. 如果患有中度或重度急性疾病，如肺炎、脑炎、心肌炎、严重腹腔感染、严重泌尿系统感染等，特别是伴有高热的情况，不建议接种疫苗，需等身体恢复后再接种。

2. 对于麻腮风疫苗、水痘疫苗和轮状病毒疫苗这些减毒活疫苗来说，使用血制品或接种了免疫球蛋白后，需间隔三个月以上才能接种，否则会影响疫苗效果。

3. 怀孕、哺乳期等也是部分疫苗的慎用指征。比如人乳头瘤病毒（HPV）疫苗不推荐在孕期或哺乳期接种，麻腮风疫苗建议在孕前三个月前接种等。

4. 如果患有免疫系统疾病或处于肿瘤治疗阶段，也不宜接种疫苗，需等到疾病稳定期或者用药维持期再接种。

不同的疫苗还有各自的相对禁忌，具体可参考疫苗说明书或咨询接种医生。

特殊健康状态人群接种疫苗建议

小 v 经常看到，一些特殊健康状态的人，他们不知道该不该接种疫苗，甚至拒绝接种疫苗。其实小 v 想说，特殊健康状态的人更应该接种疫苗，接受疫苗的保护。

1. 早产儿与低出生体重儿　所谓早产儿指的是胎龄早于 37 周龄的新生儿。低出生体重儿指的是出生体重小于 2500g 的新生儿。

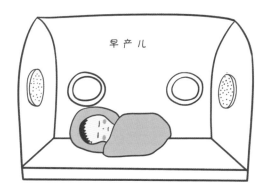

如果早产儿和 / 或低出生体重儿在经过医生的评估后认为身体状况稳定，并且处于持续恢复状态（无须持续治疗的严重感染、代谢性疾病、急性肾脏疾病、肝脏疾病、心血管疾病、神经和呼吸道疾病），按照出生后实际月龄接种疫苗。

这里的实际月龄指的是从宝宝出生日算起计算宝宝是多少天、多少周、多少个月大。

特别地强调一下，大家要注意了，对于卡介苗（BCG）来说，早产儿胎龄大于 31 孕周且医学评估稳定后，可以接种 BCG。胎龄小于或等于 31 孕周的早产儿，医学评估稳定后可在出院前接种。

2. 新生儿黄疸　想必很多人听说过"新生儿黄疸"这一名词，它是婴儿时期比较常见的症状，可以分为生理性黄疸和病理性黄疸。生理性黄疸一般会自行消退，病理性黄疸引起的原因比较复杂，可能由于感染、母乳、溶血等原因造成。

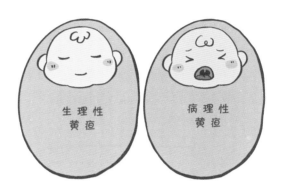

生理性黄疸、母乳性黄疸的孩子如果身体状况良好，可以按免疫程序接种疫苗。病理性黄疸的孩子需要及时查明原因，如身体状况良好可以接种乙肝疫苗，暂缓接种其他疫苗。

3. 先天性心脏病　此病在我国儿童出生缺陷中占据首位，也是一些妈妈爸爸比较头疼的问题。

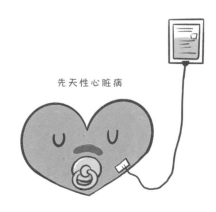

先天性心脏病的孩子可以接种疫苗，但需符合以下条件：①生长发育良好，没有临床症状，心功能无异常；②受过介入治疗，复查心功能无异常；③外科手术后 3 个月，复查心功能无异常。

另外，如果孩子有卵圆孔未闭、轻度肺动脉瓣或三尖瓣反流这三种情况，可以正常接种疫苗，这些不属于先天性心脏病。轻度肺动脉瓣狭窄的孩子也可和正常儿童一样接种疫苗。

如果有心功能不全、严重肺动脉高压等并发症的先天性心脏病儿童，或者是复杂型先天性心脏病，需要多次住院手术的，或者需要专科医生评估的其他情况，如免疫缺陷、严重营养不良等，建议暂缓接种疫苗或遵照说明书进行。

在这里小 v 要提醒大家，以上所述的任何指标和诊断，如"生长发育良好""心功能无异常"等，都需要专科医生专业判断，不是家长自己判断的哦。

4. 食物过敏者　很多孩子存在对食物过敏的现象，如牛奶、鸡蛋、花生、海鲜等，这是由于身体对食物中的某种蛋白质起了过敏反应，出现皮疹、哮喘等症状。

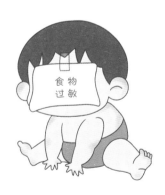

绝大多数疫苗是不含食物相关成分的，所以对食物过敏的儿童可以按照免疫程序正常接种。但如果正处于食物过敏的发作期，如食物过敏引起的哮喘、荨麻疹等，需暂缓接种疫苗。

有两个疫苗例外。流感疫苗可能存在微量的鸡源蛋白，所以对鸡蛋过敏

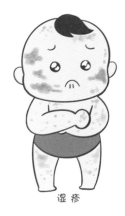

湿疹

的人不能接种流感疫苗。另外,对蛋类过敏者不能接种黄热病疫苗。

小 v 还要提醒大家的是,所谓"过敏性体质"不是疫苗接种禁忌哦。但是如果对已知疫苗成分严重过敏或既往因接种疫苗发生喉头水肿、过敏性休克及其他全身性严重过敏反应的,禁忌继续接种同种疫苗。

5. 湿疹患儿   湿疹是由多种原因引起的一种皮肤炎症,目前发病的原因还不清楚。在人群中,约有 7.5% 的人患有湿疹;在婴儿中,约有 64.8% 的宝宝会有湿疹发作。

湿疹宝宝可以接种各类疫苗,接种后不会加重湿疹症状。但注意接种时要避开湿疹部位。

6. 人类免疫缺陷病毒 (HIV) 感染母亲所生儿童

对于 HIV 感染母亲所生儿童的 HIV 感染状况分为以下 3 种。

·HIV 感染儿童。

·HIV 感染状况不详儿童。

·HIV 未感染儿童。

由医疗机构出具儿童是否为 HIV 感染、是否出现症状、或是否有免疫抑制的诊断。HIV 感染母亲所生小于 18 月龄婴儿在接种前不必进行 HIV 抗体筛查,按 HIV 感染状况不详儿童进行接种。

(1)HIV 感染母亲所生儿童在出生后暂缓接种卡介苗,当确认儿童未感染 HIV 后再予以补种;当确认儿童 HIV 感染,不予接种卡介苗。

(2)HIV 感染母亲所生儿童如经医疗机构诊断出现艾滋病相关症状或免疫抑制症状,不予接种含麻疹成分疫苗;如无艾滋病相关症状,可接种含麻疹成分疫苗。

(3)HIV 感染母亲所生儿童可按照免疫程序接种乙肝疫苗、百白破疫苗、A 群流脑多糖疫苗、A 群 C 群流脑多糖疫苗和白破疫苗等。

(4)HIV 感染母亲所生儿童除非已明确未感染 HIV,否则不予接种乙脑减毒活疫苗、甲肝减毒店疫苗、脊灰减毒活疫苗，可按照免疫程序接种乙脑灭活疫苗、甲肝灭活疫苗、脊灰灭活疫苗。

（5）非 HIV 感染母亲所生儿童，接种疫苗前无须常规开展 HIV 筛查。如果有其他暴露风险，确诊为 HIV 感染的，后续疫苗接种按照附表中 HIV 感染儿童的接种建议。

对不同 HIV 感染状况儿童接种国家免疫规划疫苗的建议可参见下表。

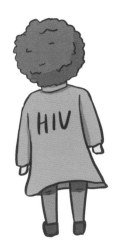

HIV 感染母亲所生儿童接种国家免疫规划疫苗建议

疫苗种类	HIV 感染儿童		HIV 感染状况不详儿童		HIV 未感染儿童
	有症状或有免疫抑制	无症状和无免疫抑制	有症状或有免疫抑制	无症状	
乙肝疫苗	√	√	√	√	√
卡介苗	×	×	暂缓接种	暂缓接种	√
脊灰灭活疫苗	√	√	√	√	√
脊灰减毒活疫苗	×	√	×	×	√
百白破疫苗	√	√	√	√	√
白破疫苗	√	√	√	√	√
麻腮风疫苗	×	√	×	√	√
乙脑灭活疫苗	√	√	√	√	√
乙脑减毒活疫苗	×	×	×	×	√
A 群流脑多糖疫苗	√	√	√	√	√
A 群 C 群流脑多糖疫苗	√	√	√	√	√
甲肝减毒活疫苗	×	×	×	√	√
甲肝灭活疫苗	√	√	√	√	√

注：1. 暂缓接种，当确认儿童 HIV 抗体阴性后再补种，确认 HIV 抗体阳性儿童不予补种。

2. "√"表示"无特殊禁忌"，"×"表示"禁止接种"。

3. 表格内容参考《国家免疫规划疫苗儿童免疫程序及说明（2021 年版）》

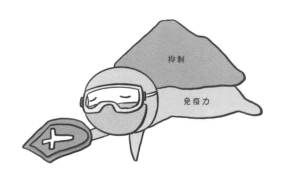

7. 免疫功能异常　除 HIV 感染者外的其他免疫缺陷或正在接受全身免疫抑制治疗者，可以接种灭活疫苗，原则上不予接种减毒活疫苗（补体缺陷患者除外）。

在这里，免疫缺陷指的是免疫系统有某种缺陷，导致免疫功能异常，不能很好地保护身体。免疫抑制指的是免疫应答的抑制作用，可以理解为人体的免疫功能被抑制住，抵抗力不够了。所以免疫缺陷和免疫抑制的人特别容易被病毒或细菌等感染。

8. 其他特殊健康状况的儿童

下述常见疾病不作为疫苗接种禁忌：单纯性热性惊厥史，癫痫控制处于稳定期，病情稳定的脑疾病、肝脏疾病、常见先天性疾病（先天性甲状腺功能减低、苯丙酮尿症、唐氏综合征）和先天性感染（梅毒、巨细胞病毒和风疹病毒感染）。

对于其他特殊健康状况儿童，如无明确证据表明接种疫苗存在安全风险，原则上可按照免疫程序进行免疫规划疫苗接种。

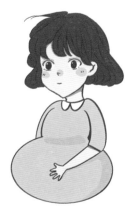

9. 孕妇　一般情况下孕妇是可以接种疫苗的。对孕妇接种疫苗最大的担忧在于是否会感染胎儿，不建议孕妇接种减毒活疫苗。

灭活疫苗不会在人体内复制，因此不会造成胎儿感染，所以一般来说孕妇是可以接种灭活疫苗的。

接种疫苗后还会得病吗

曾经有人类朋友问小 v，为什么接种了疫苗后还是得病了？是疫苗没有起到保护作用？还是接种了假疫苗？先别慌，让我来分析一下原因。

可能原因一：接种的疫苗与感染的传染病"对不上号"，俗称"脱靶"了。

这是最常见的原因。比如说，宝宝已经接种了 13 价肺炎疫苗，为什么还是感染了肺炎？首先我们要了解，"13 价"指的是 13 种血清型的肺炎球菌。也就是说，这种疫苗可以预防 13 种肺炎球菌引起的肺炎，超出这 13 种肺炎球菌之外的，疫苗就不能预防了。

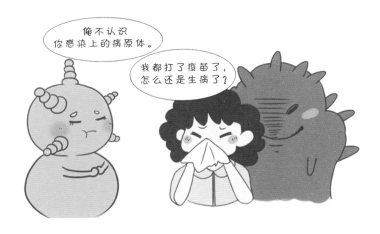

可能原因二：在接种疫苗前或者疫苗接种后人体尚未产生免疫力时已经感染了病毒，处于"潜伏期"阶段。

这就是我们之前说的偶合症。比如说学校发生了流感流行，学校马上组织师生接种流感疫苗，但有些人在接种疫苗之前已经感染了流感病毒，接种流感疫苗之后还是出现了流感症状。

可能原因三：疫苗的保护效果或者持久性不佳。

这种情况比较少见。较有代表性的多见于接种水痘疫苗后仍发生水痘。为了克服这个问题，近年来在接种水痘疫苗时，我国部分省份地区将水痘疫苗接种 1 剂次的程序改为接种 2 剂次，以增加疫苗的保护作用。

还有一种情况是，接种疫苗后虽然还是发病了，但症状大为减轻。还是拿水痘疫苗为例，接种 1 剂次水痘疫苗后可能还会出现水痘，但症状会比不接种的人轻很多。

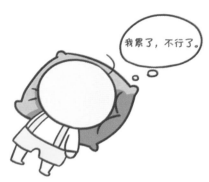

疫苗的保护效果/持久性不好

可能原因四：自身免疫功能低下。

有些宝宝自身免疫功能低下，就会影响疫苗的保护效果。如因治疗疾病使用免疫抑制剂、某些抗肿瘤药物，或营养不良等，都会对疫苗的效果产生影响，不能达到预期的免疫保护。

还有一些原因，如疫苗质量不达标、接种技术不到位，或者接种者个体因素等，均可导致接种后没有产生足够免疫力。另外还有一种情况是接种疫苗后虽然获得了保护力，但随着时间延长，保护力减退了，可能还是会感染疾病。

原因知道了，我们要尽量避免这样的情况发生。在这里小 v 给大家几点建议。

1. 尽早按时接种疫苗，不让自己暴露在疾病的威胁下。

2. 有条件的话，尽可能接种多联或多价的疫苗，接种一针，享多种疫苗的保护。

3. 一些疫苗接种后可以定期检测抗体水平，如乙肝疫苗，一旦发现抗体消失或降低到保护水平以下，可考虑再次接种。

让我们
一起来接种疫苗吧

一、宝宝接种的疫苗

小宝宝来到这个世界，软绵绵，胖嘟嘟，多么可爱！从嗷嗷待哺到蹒跚学步，再到背着书包上学堂，宝宝的健康始终是妈妈爸爸的头等大事。小ⅴ和我的疫苗朋友们从宝宝出生开始就已做好准备，时刻守护宝宝的健康，为宝宝的茁壮成长出一份自己的力量！让我们一起来认识一下这些健康卫士吧。

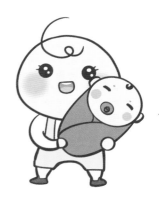

（一）免疫规划疫苗

1. 卡介苗

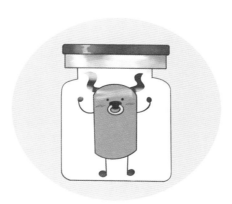

疫苗类型	减毒活疫苗
预防疾病	结核性脑膜炎、血行播散型肺结核（又称"粟粒型肺结核"）
接种针次	1 剂次
接种时间	出生时。 如出生时未接种，< 3 月龄婴儿可直接补种；3 月龄～ 3 岁儿童对结核菌素纯蛋白衍生物（TB-PPD）或卡介苗蛋白衍生物（BCG-PPD）试验阴性者，应予补种；≥ 4 岁儿童不予补种
接种部位	上臂
替代疫苗	无

预防疾病介绍

结核病是一种古老的疾病，相信大家并不陌生。历史上许多名人如鲁迅、萧红都是因为得了结核病而去世，文学作品里的林黛玉、茶花女也是因此而逝。

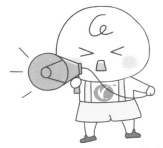

卡介苗主要预防的是重症结核病

结核病以肺结核多见，也可感染人体其他器官，如淋巴结结核、骨关节结核等。结核病发展严重可能会扩散，成为血行播散型肺结核，或者累及脑膜，成为结核性脑膜炎。

卡介苗是一种可以预防结核病的疫苗。不过，小 v 请大家注意，卡介苗主要预防的是血行播散型肺结核和结核性脑膜炎等重症结核病，不是接种了卡介苗就一定不会得结核病了。

接种注意事项

小朋友，你们的胳膊上有一个瘢痕吗？快抬起胳膊来看看，这是接种卡介苗后的印章哦。接种卡介苗 2 周后，手臂接种处一般会出现红肿，随后化脓或形成溃疡，8 ~ 12 周结痂，形成瘢痕，我们称为卡疤。

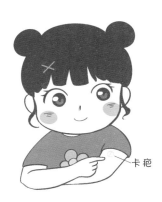

卡疤

宝宝接种卡介苗有哪些注意事项呢？

（1）接种部位当天最好不要碰水，保持干燥。

（2）结痂期间如需洗澡，可用干净手帕或者纱布包裹。

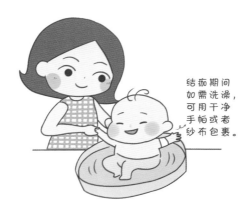

（3）勤剪指甲、勤换内衣，保持接种部位干燥清洁，避免宝宝碰触结痂部位。

（4）结痂期间不能热敷，防止病菌感染。

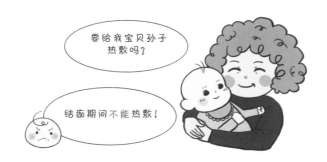

（5）如果是早产儿的宝宝要注意了，如果胎龄大于31孕周且医学评估稳定后，可以接种BCG。胎龄小于或等于31孕周的早产儿，医学评估稳定后可在出院前接种。

（6）接种BCG与免疫球蛋白接种间隔不做特别限制。

小v在这里要提醒大家，接种卡介苗后形成的卡疤大小和疫苗效果没有关系，不是卡疤越大疫苗效果越好。

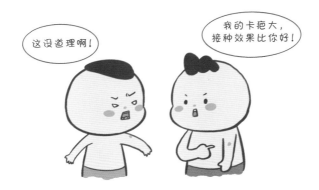

常见不良反应

（1）全身反应：常见的有一过性发热，大多为轻度发热，一般持续 1～2 天即可缓解。

（2）局部反应：如果接种部位出现脓肿和溃疡，直径超过 10mm 或长期不愈（＞12 周），则需要及时诊治。另外，少数宝宝可能会出现接种侧腋下淋巴结（少数在锁骨上或对侧腋下淋巴结）轻微肿大，一般不超过 10mm，1～2 个月自行消退。如果局部淋巴结肿大软化形成脓疱，也需要及时和接种门诊医生联系并就医治疗。

接种疫苗 Q&A

Q1：我的宝宝胳膊上没有卡疤，是卡介苗打了没效果吗？

接种卡介苗以后有部分宝宝不会形成卡疤，这是正常现象，并不代表接种失败，也无须再接种卡介苗。

Q2：为什么我的宝宝在接种卡介苗前还要在手臂上做一个试验？

有些小朋友在出生时没有接种卡介苗，补种时要先用结核菌素纯蛋白衍生物（TB-PPD）或卡介苗蛋白衍生物（BCG-PPD）做试验。

运用 PPD 试验可以辅助诊断是否已经受到结核杆菌的感染。

如果 PPD 试验阳性，说明曾经或者正在感染结核杆菌，也可能是之前接种过卡介苗，就不需要接种了。如果试验阴性，说明未感染结核杆菌，3 月龄～3 岁的儿童可以接种 1 剂卡介苗；而 4 岁及以上的宝宝不需要补种卡介苗，因此不需要做 PPD 试验。

具体做法：在前臂掌侧皮内注射 PPD 的稀释液，注射后 48～72 小时出现局部硬结，若直径＜ 5mm 为阴性反应，≥ 5mm 为阳性反应，≥ 20mm 或者＜ 20mm 但出现水疱、淋巴管炎等为强阳性反应。3 岁以下儿童≥ 15mm 为强阳性。

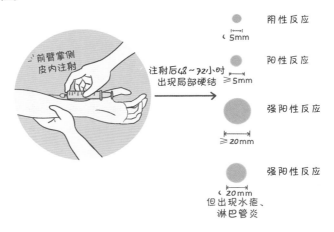

卡介苗 小知识

卡介苗（BCG），英文全称为 bacilli Calmette-Guérin vaccine，是为了纪念两位发明者——法国医学家 A. C Calmette 和兽医学家 C. Guérin 而命名的。

2. 乙肝疫苗

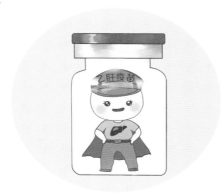

疫苗类型	基因工程疫苗
预防疾病	乙型肝炎
接种剂次	3 剂次
接种时间	第 1 剂次在新生儿出生后 24 小时内接种,第 2 剂次在 1 月龄时接种,第 3 剂次在 6 月龄时接种
接种部位	上臂或大腿
替代疫苗	乙肝疫苗(剂量、工艺不同)

预防疾病介绍

对于乙型肝炎,大家应该再熟悉不过了,乙型肝炎是由感染乙型肝炎病毒导致的,会引起肝脏损害,如不及时治疗,会发展为慢性乙型肝炎、肝硬化甚至肝癌。

乙型肝炎的传播途径很多,可以通过血液传播(例如不安全的注射和输血)、性传播以及母婴传播。在这里小 v 要和大家说说母婴传播,如果母亲感染乙肝病毒,病毒在怀孕期间或生产时非常容易通过胎盘感染婴儿,如果不采取任何干预措施,新生儿感染乙肝病毒的概率是 40% ~ 90%。而新生儿一旦感染乙肝病毒,有 90% 的可能性发展为慢性乙肝,要知道这个数据在 5 岁以上儿童及成人中还不到 5%。可见,乙肝防护对于婴幼儿是多么重要!

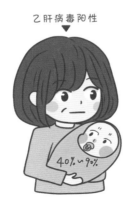

如果不采取任何干预措施,乙肝病毒阳性产妇分娩的新生儿感染乙肝病毒的概率是40%~90%。

那么，怎样保护我们的宝宝不受乙肝病毒感染呢？让小v隆重介绍，预防乙肝的利器——乙肝疫苗！接种乙肝疫苗能有效防止乙肝病毒感染，据统计，我国自接种乙肝疫苗以来，儿童感染乙肝病毒的人数减少了近8000万！

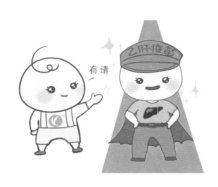

接种注意事项

每个宝宝在出生后都应尽早接种乙肝疫苗，根据宝宝出生情况和母亲HBsAg不同，乙肝疫苗的接种程序也有所不同。

1）如果母亲的HBsAg阳性或不详，新生儿建议在出生后12小时内尽早接种第1剂乙肝疫苗；如果HBsAg阳性或不详，产妇所生新生儿体重小于2000g，也应在出生后尽早接种第1剂乙肝疫苗，并在婴儿满1月龄、2月龄、7月龄时按程序再完成3剂次HepB接种。

2）危重症新生儿，如极低出生体重儿（出生体重小于1500g者）、严重出生缺陷、重度窒息、呼吸窘迫综合征等，应在生命体征平稳后尽早接种第1剂乙肝疫苗。

3）母亲为HBsAg阳性的儿童接种最后一剂乙肝疫苗后1~2个月进行HBsAg和乙肝病毒表面抗体（抗-HBs）检测，若发现HBsAg阴性、抗-HBs阴性或小于10mIU/ml，可再按程序免费接种3剂次HepB。

小v还要提醒大家，如果母亲HBsAg阳性，宝宝还需要同时接种乙肝免疫球蛋白。乙肝疫苗联合乙肝免疫球蛋白会使阻断乙肝病毒感染的效果事半功倍！

可能有细心的朋友发现了，乙肝疫苗分为 10μg、20μg 和 60μg，他们有什么区别，在什么情况下接种呢？

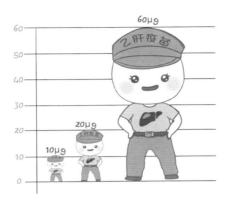

10μg、20μg 和 60μg 指的是疫苗中能刺激人体产生抗体的有效成分（HBsAg）的含量，并且乙肝疫苗还有酿酒酵母、汉逊酵母和中国仓鼠卵巢（CHO）细胞制备三种工艺。

一般来说，新生儿接种 10μg 或 20μg（CHO 细胞）乙肝疫苗；成年人接种 20μg 乙肝疫苗；60μg 乙肝疫苗在全程接种两轮乙肝疫苗仍未产生抗体时接种。疫苗不同工艺对保护效果没什么明显影响，但是当接种不出抗体时，可以尝试使用不同工艺的乙肝疫苗。

常见不良反应

接种乙肝疫苗出现不良反应的情况较少。

（1）全身反应：接种后出现一过性发热等。

（2）局部反应：接种部位的红、肿、热、痛，这些反应一般持续 1～2 天可自行缓解，不需特殊处理。

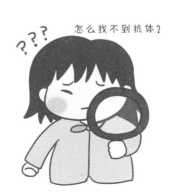

接种疫苗 Q&A

Q1：为什么我 / 孩子接种了乙肝疫苗后却

没有产生抗体?

小v告诉大家,大多数人在接种3剂次乙肝疫苗后可产生抗体,但有1%～10%的健康成人和新生儿接种疫苗后检测抗体阴性或者抗体浓度<10mIU/ml。

为什么会有部分人不能产生足够的抗体呢?目前原因还未完全明确,可能和遗传因素、免疫功能有关,如年龄偏大(40岁及以上)、男性、肥胖、吸烟,免疫功能低下或者免疫缺陷(如艾滋病、器官移植),患有慢性疾病(如糖尿病、营养不良)等。

Q2:接种了乙肝疫苗却没有产生抗体,我/我的孩子可以再接种吗?

当然可以啦!对于接种了3剂次乙肝疫苗却没有检测出抗体的人,可再接种3剂次乙肝疫苗,并在第3剂次接种完毕后的1～2个月内检测乙肝抗体,如果还是未产生抗体,成人可再接种1剂次60μg乙肝疫苗。

这里给大家一个建议,再次全程接种乙肝疫苗时,可以选择与首次接种不同工艺(汉逊酵母、啤酒酵母、CHO细胞)的乙肝疫苗。接种的乙肝疫苗具体是什么工艺,大家可以询问接种医生。

另外需要说明的是,有不到5%的人在多次接种乙肝疫苗后仍不能产生乙肝抗体,这可能与个体免疫功能有关,不建议再继续接种乙肝疫苗。

Q3:我/我的孩子到医院检测乙肝疫苗抗体,结果显示抗体"弱阳性",到底有没有保护效果呀?需要再接种疫苗吗?

大家一起和小v看一张表格就明白了。

抗体检测值≥10 mIU/ml	10～100mIU/ml	弱阳性	在体内持续时间较短,通常称为低应答(或弱应答)
	≥100mIU/ml	阳性	一般具有较好的保护水平
检测抗体<10mIU/ml		阴性	机体对乙型肝炎病毒无抵抗能力,称为无应答

定性检测乙肝抗体阳性或定量检测乙肝抗体≥10mIU/ml，就表明疫苗接种成功，已产生保护效果，不需要再次接种了。

Q4：我或者我的孩子以前接种乙肝疫苗后检测出过抗体的，现在抗体消失了，还需要再接种吗？

确实，乙肝抗体会随着时间的推移而衰减，但是这并不意味着没有保护效果。有科学研究表明，乙肝抗体的保护效果至少可以持续12年，并且即使抗体衰减了，人体的免疫细胞还是有记忆能力，再遇到乙肝病毒时还是会迅速产生抗体。

所以大家放心，如果之前产生过乙肝抗体，就不需要再次接种啦。

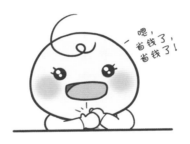

乙肝疫苗 ▶ **小知识**

接种乙肝疫苗还可以预防肝癌哦！

科学研究表明，感染乙肝病毒后可能会发展为慢性乙肝，感染年龄越小，发展的可能性越大。据统计，有20%～30%在婴幼儿时期感染乙肝病毒的儿童，以及5%～10%在成年时感染乙肝病毒的人会发展为慢性乙肝。而在慢性乙肝患者中，又有15%～25%会转变为肝硬化或肝癌而过早死亡。所以及时全程接种接种乙肝疫苗可以有效预防慢性乙肝，也在一定程度上预防了肝硬化和肝癌，一举多得！

5% ~ 10%

在成年时感染乙肝病毒的人

20% ~ 30%

90%

 在怀孕或出生时感染乙肝病毒的婴幼儿

 在婴幼儿时期感染乙肝病毒的儿童

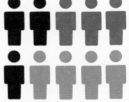 在慢性乙肝患者中，有15% ~ 25%会转变为肝硬化或肝癌

另外，我国肝硬化和肝癌患者中，由乙肝感染引起的比例分别为60%和80%

3. 脊灰疫苗

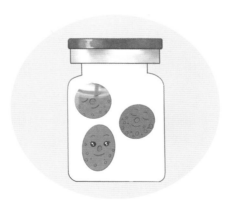

疫苗类型	灭活疫苗（IPV）、减毒活疫苗（bOPV）
预防疾病	脊髓灰质炎
接种剂次	IPV：2 剂次 +bOPV：2 剂次

续表

疫苗类型	灭活疫苗（IPV）、减毒活疫苗（bOPV）	
接种时间	IPV：2 月龄、3 月龄 +bOPV：4 月龄、4 周岁	
接种部位	IPV：上臂或大腿 bOPV：口服	
替代疫苗	全程脊髓灰质炎灭活疫苗（IPV）、 吸附无细胞百白破灭活脊髓灰质炎和 b 型流感嗜血杆菌（结合）联合疫苗（又称"五联疫苗"）	

预防疾病介绍

大家可能不熟悉"脊髓灰质炎"，小 v 换一个说法——"小儿麻痹症"，大家应该知道了吧。没错，这是一种感染脊髓灰质炎病毒引起的神经麻痹甚至瘫痪的疾病，因为多见于儿童，人们又称它为小儿麻痹症。

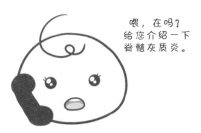

大部分感染了脊髓灰质炎病毒的人没有任何症状，但却可以从他们的咽部或粪便中检测出病毒。4%～8% 的人会有发热、咽部不适、恶心、呕吐等症状。虽然只有 1% 的人感染后会出现瘫痪症状，但别看仅有 1%，在 20 世纪 60 年代我国脊髓灰质炎高发时期，每年有上万人得了脊髓灰质炎，瘫痪残疾的人数可想而知。好在我国早已实施脊髓灰质炎疫苗接种政策，患病人数大幅下降，以至于到今天我们很少听说有人患小儿麻痹症了。

接种注意事项

（1）如果当天大便次数 > 4 次，暂缓服用脊灰减毒活疫苗。

（2）服用减毒脊髓灰质炎疫苗后 30 分钟内，避免喝热饮（≥ 37℃）。

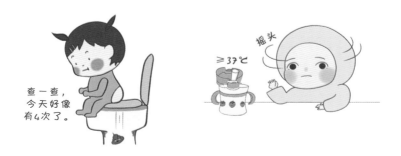

（3）口服减毒脊髓灰质炎疫苗前 2 小时内，口服后 4 小时内避免哺乳，以防影响疫苗效果。

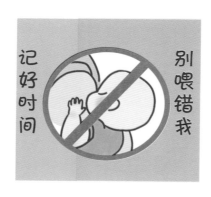

可能各位妈妈爸爸会说："这脊髓灰质炎疫苗不就是我们小时候吃的'糖丸'吗，怎么现在变成了打针呢？"

其实，这是预防接种在进步。各位妈妈爸爸小时候吃的糖丸是减毒活疫苗，如果自身免疫功能不足（免疫缺陷），会引起类似脊髓灰质炎的症状。另外，减毒活疫苗中的病毒会通过儿童的粪便排出到外环境，并且在外环境中毒力"返祖"，可以感染没有接种疫苗的孩子，引起较严重的脊髓灰质炎症状。

听起来挺可怕的是不是？大家不要惊慌，发生这样的情况是极少见的（每接种 200 万～300 万剂糖丸，可发生 1 例）。但也就是为了避免这样极少见的事情发生，国家开始逐渐用灭活疫苗，也就是打针的疫苗，取代减毒活疫苗。

灭活疫苗好啊，脊髓灰质炎病毒的毒力是被"消灭"的，所以即使是免疫功能不足或免疫缺陷的孩子，打针后也不用担心会感染脊髓灰质炎。

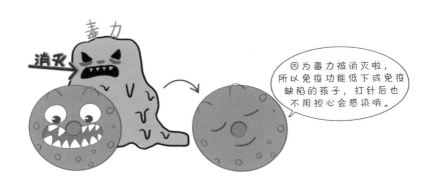

因为毒力被消灭啦，所以免疫功能低下或免疫缺陷的孩子，打针后也不用担心会感染哦。

我们国家的目标是给孩子接种 4 剂次灭活疫苗。但是结合目前疫苗产能等情况，国家采用的是"分步走"策略：第一步，第 1 剂次接种灭活疫苗，后 3 剂次接种减毒活疫苗，也就是"1+3"模式；第二步，"2+2"模式，也是目前正在执行的接种程序，即前两剂次接种灭活疫苗，后两剂次接种减毒活疫苗。相信在不久的将来，孩子们就可以接种 4 剂次灭活脊髓灰质炎疫苗了！

常见不良反应

脊髓灰质炎疫苗具有很好的安全性。

脊髓灰质炎灭活疫苗（IPV）：全身反应多为一过性发热，局部反应多为接种部位的红、肿、热、痛等，一般 1～2 天之内会自行消退，无须特殊处理。

脊髓灰质炎减毒活疫苗（bOPV）：全身反应多为一过性发热、恶心、呕吐、轻度腹泻和皮疹等，一般也是 2～3 天内自行缓解，无须特殊处理。

接种疫苗 Q&A

Q1：小 v，你说免疫功能低下或者缺陷的孩子接种脊髓灰质炎减毒活疫苗有风险，那我怎么知道自己的孩子是否免疫功能低下或有免疫缺陷呢？

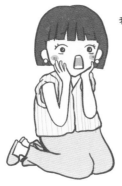

我的孩子是不是免疫力不行啊？

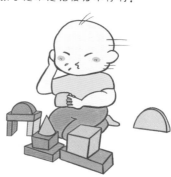

这是个好问题，但也是让小 v 无法彻底解答的问题。

因为根据目前的科学水平，无法在孩子出生时就判断出是否免疫功能低下或者缺陷。但有以下情况的儿童建议按照说明书全程接种 IPV。

原发性免疫缺陷病、胸腺疾病、HIV 感染、正在接受化疗的恶性肿瘤、近期接受造血干细胞移植、正在使用具有免疫抑制或免疫调节作用的药物、目前或近期接受免疫细胞靶向放射治疗。

脊髓灰质炎疫苗 小知识

有一位爷爷，小 v 非常爱戴他，喜欢称他"糖丸爷爷"，就是他发明了我的"糖丸"兄弟，帮助成千上万的儿童免受脊髓灰质炎病毒的危害。

他是谁呢？他就是我国著名医学科学家、病毒学家——顾方舟先生。这个"糖丸"也就是我们熟知的脊髓灰质炎减毒活疫苗。

顾先生于 1960 年牵头研制出脊髓灰质炎减毒活疫苗。在刚发明出糖丸时，他自己带头试苗，又用自己的儿子试苗，保证安全

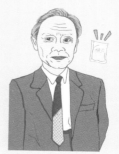

有效后才投入使用。据初步估算，自糖丸诞生以来，至少避免了我国 150 万名儿童因脊灰导致麻痹和 11 万名儿童因脊灰死亡！

2000 年 7 月 21 日，74 岁的顾方舟先生代表中国，在消灭脊髓灰质炎证实报告签字仪式上庄严签下自己的名字，世界卫生组织随后宣布中国本土"脊灰"野病毒的传播已被阻断，也就是说在中国国土内没有脊灰病毒传播，成为"无脊灰状态"。这是顾方舟先生对中国人民的伟大贡献，也是全人类继消灭天花之后的又一项伟大成就。

4. 百白破 / 白破疫苗

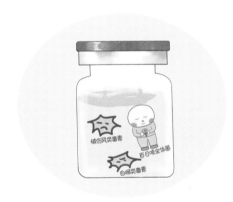

疫苗名称	百白破疫苗
疫苗类型	包含白喉类毒素、破伤风类毒素、百日咳全菌体
预防疾病	百日咳、破伤风、白喉
接种剂次	4 剂次
接种时间	3 月龄、4 月龄、5 月龄、18 月龄
接种部位	上臂
替代疫苗	吸附无细胞百白破灭活脊髓灰质炎和 b 型流感嗜血杆菌(结合)联合疫苗(又称"五联疫苗")、无细胞百白破 b 型流感嗜血杆菌联合疫苗(又称"四联疫苗")

疫苗名称	白破疫苗
疫苗类型	包含白喉类毒素、破伤风类毒素
预防疾病	白喉、破伤风
接种剂次	1 剂次
接种时间	6 周岁
接种部位	上臂
替代疫苗	无

预防疾病介绍

　　我的百白破疫苗朋友可厉害了，它可以同时预防三种疾病，哪三种呢？顾名思义，就是"百""白""破"疾病，即百日咳、白喉和破伤风。白破疫苗是它的小弟，可以预防"白"和"破"，少预防一个"百"。

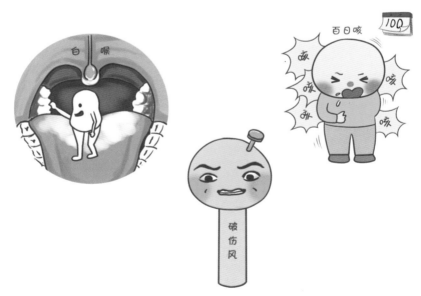

　　百日咳，按照字面意思就是"持续百天的咳嗽"，它是由百日咳鲍特菌引起的急性呼吸道传染病，会引起剧烈的如同痉挛似的咳嗽，持续 2～3 个月，故名"百日咳"。它能引起严重的并发症，最常见的是继发性细菌性肺炎，这

也是百日咳引起死亡的主要原因。这个病多发于儿童，是引起全球婴幼儿死亡的一个重要原因。

白喉，我们可以理解为"白色的喉咙"，因为当严重感染白喉棒状杆菌的时候，可在咽部和扁桃体处形成一层白色膜状物，可导致呼吸道阻塞以及心脏、神经系统等器官的毒性损伤。病死率高达 10%，在年幼儿童和 40 岁以上成人中病死率更高。

破伤风，大家应该都知道，当破伤风杆菌通过伤口进入人体时，毒素就会影响人体的神经系统，最终导致人体肌肉不自主地强烈收缩和痉挛，病死率极高。破伤风杆菌在环境中广泛存在，一般通过伤口感染为主，新生儿还可能通过脐带剪断处感染。

接种注意事项和常见不良反应

最常见的不良反应是接种部位的疼痛、局部肿胀、红斑，以及出现硬结。这主要是因为疫苗中含有一种叫"佐剂"的成分，不容易吸收，所以容易出现硬结。对于百白破疫苗来说，这样的反应会随着接种次数增多和儿童年龄增长而增加。不过妈妈爸爸们不用担心，这些反应一般都会自行消退，如有硬结，可以用毛巾每天热敷数次，每次 10 ~ 15 分钟，有助于加速吸收。

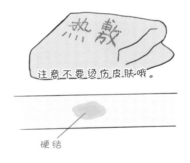

另外，需要注意的是，在接种下一剂百白破疫苗的时候，最好在另一只胳膊接种，千万别在发生局部反应的部位接种。

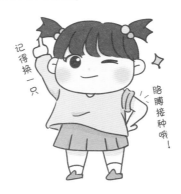

5. 麻腮风疫苗

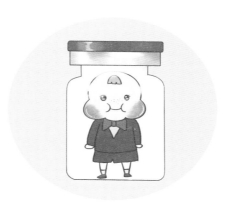

疫苗类型	减毒活疫苗
预防疾病	麻疹、流行性腮腺炎、风疹
接种剂次	2 剂次
接种时间	8 月龄和 18 月龄
接种部位	上臂
替代疫苗	无

预防疾病介绍

我的麻腮风疫苗朋友也是一个多面手，可以预防"麻""腮""风"三种疾病，即麻疹、流行性腮腺炎和风疹。

麻疹、腮腺炎、风疹均是由病毒引起的呼吸道传播疾病，多发于冬季和春季。

麻疹是由麻疹病毒引起的疾病，主要症状为发热、全身出疹子，另外还有可能引起肺炎、脑炎等并发症，这些是引起婴儿死亡的重要原因，严重危害儿童健康。

流行性腮腺炎，简称"流腮"，是由腮腺炎病毒引起的疾病，主要症状为以腮腺也就是耳垂为中心的肿痛，人们常称"猪头疯"。常见的并发症为病毒性脑炎、睾丸炎、胰腺炎、卵巢炎、耳聋等，是儿童常见的呼吸道传染病。

风疹是由风疹病毒引起的，症状和麻疹类似，也是严重危害儿童健康的疾病。

这些疾病均有传播速度快的特点，最喜欢扎堆的人群，特别是在学校读书的孩子，如果没有及时做好预防措施，往往就会"一人感染，全班传染"。

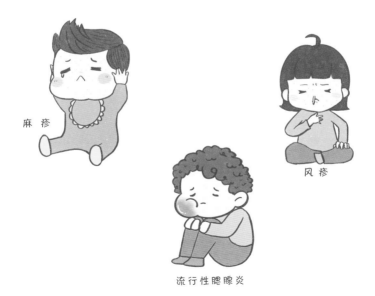

麻疹

风疹

流行性腮腺炎

接种注意事项

曾经有好长一段时间，人们认为对鸡蛋过敏是不能接种麻腮风疫苗的，但是后来经过科学家们的反复试验，证明鸡蛋过敏与接种麻腮风疫苗没有关系，所以千万别因为对鸡蛋过敏而不去接种麻腮风疫苗哦。

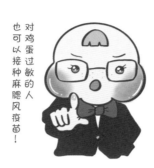

麻腮风疫苗是减毒活疫苗，所以免疫系统有缺陷或者免疫功能低下的孩子不应接种。如果未和其他减毒活疫苗同时接种，需要间隔至少 4 周再接种其他减毒活疫苗。如果注射了免疫球蛋白，则需要间隔至少 3 个月才能接种麻腮风疫苗；如果接种了麻腮风疫苗后，需要间隔 2 周以上才能使用免疫球蛋白。育龄期妇女接种麻腮风疫苗后至少 3 个月内避免怀孕。

常见不良反应

麻腮风疫苗具有良好的安全性。

全身反应多见为一过性发热等，局部反应多见为接种部位的红、肿、热、痛，这些反应一般在 2 ~ 3 天内会自行好转，无须特别处理。

另外，个别孩子在接种后可能会出现一过性散在皮疹，一般出现在疫苗接种后的 6 ~ 12 天，出疹时间一般不超过 2 天，通常不需要做任何处理便会自行痊愈。

接种疫苗 Q&A

Q：听说接种麻腮风疫苗和患孤独症（俗称"自闭症"）有关?

太可恶了！小 v 告诉大家，这绝对是胡说八道！这是一个彻头彻尾的谎言。

国外曾有个别学者报道接种麻腮风疫苗可能会增加孤独症的患病风险，但所谓"造谣一张嘴，辟谣跑断腿"，经过几年来无数科学家的研究，发现接种麻腮风疫苗和孤独症没有关联！最早发表该言论的英国学者也被发现学术造假，其学术论文已被相关杂志社撤稿，英国医学总会也果断吊销了他的行医资格证！所以大家千万不要因为道听途说而将宝宝或自己暴露在感染疾病的风险中。

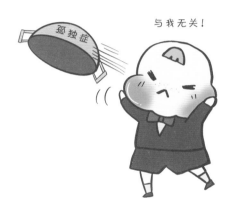

6. 流脑疫苗

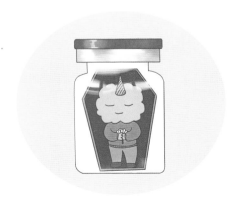

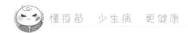

疫苗名称	A 群流脑多糖疫苗
疫苗类型	灭活疫苗
预防疾病	流行性脑脊髓膜炎
接种剂次	2 剂次
接种时间	6 月龄、9 月龄
接种部位	上臂
替代疫苗	A 群 C 群流脑多糖结合疫苗 AC 群流脑(结合)b 型流感嗜血杆菌(结合)联合疫苗

疫苗名称	A 群 C 群流脑多糖疫苗
疫苗类型	灭活疫苗
预防疾病	流行性脑脊髓膜炎
接种剂次	2 剂次
接种时间	3 周岁、6 周岁
接种部位	上臂
替代疫苗	A、C、Y、W$_{135}$ 群流脑多糖疫苗 AC 群流脑(结合)b 型流感嗜血杆菌(结合)联合疫苗

预防疾病介绍

在疫苗预防的疾病中，有著名的"二脑"——流脑和乙脑。我们先来说流脑。

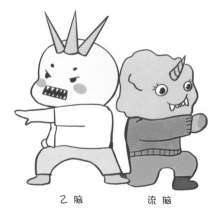

乙脑　　　　流脑

流行性脑脊髓膜炎，简称"流脑"，是一种经呼吸道传播的急性化脓性脑膜炎。既然病名中有"脑"字，那么疾病肯定与脑有关，症状有突发高热、剧烈头痛、频繁呕吐、嗜睡、昏迷、惊厥等，皮肤和黏膜还会出现瘀点、瘀斑，严重的还可危及生命。常在冬、春季多发，多见于儿童。

预防流行性脑脊髓膜炎需要接种两种免疫规划疫苗，一个是 A 群流脑多糖疫苗，另一个是 A 群 C 群流脑多糖疫苗。

接种注意事项

流脑疫苗可以说是小 v 众多疫苗朋友中关系最复杂的，而且他们的名称很相似！弄清他们费了小 v 好长时间，我们先一起看一下。

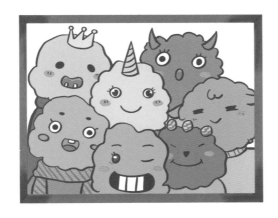

免疫规划疫苗包括 A 群流脑多糖疫苗、A 群 C 群流脑多糖疫苗。

非免疫规划疫苗包括 A 群 C 群流脑多糖结合疫苗，A、C、Y、W_{135} 群流脑多糖疫苗，AC 群流脑（结合）b 型流感嗜血杆菌（结合）联合疫苗。

他们谁是谁，谁又可以替代谁呢？不急，看下面这张表格就明白啦。

免疫规划疫苗	替代疫苗	说明
A 群流脑多糖疫苗	A 群 C 群流脑多糖结合疫苗	多了对 C 群流脑的保护,且结合疫苗效果更佳

续表

免疫规划疫苗	替代疫苗	说明
A 群 C 群流脑多糖疫苗	A、C、Y、W135 群流脑多糖疫苗	多了对 Y 群和 W135 群流脑的保护

　　另外还有一种替代疫苗，叫作 AC 群流脑（结合）b 型流感嗜血杆菌（结合）联合疫苗，这个疫苗在 2 月龄到 71 月龄均可以接种，不同年龄段接种针次数不一样，相对于单一的流脑疫苗，多了对 Hib 即 b 型流感嗜血杆菌感染的保护，具体接种时间大家可以咨询接种门诊医生。

　　常见不良反应

　　该疫苗具有很好的安全性。全身反应多见一过性低热，或者出现头痛的症状，通常在接种后第一天出现，局部反应多见接种部位的红、肿、热痛，这些症状一般在 1~3 天内会自行好转，无须特别处理。

　　接种疫苗 Q&A

　　Q：A 群流脑多糖疫苗、A 群 C 群流脑多糖疫苗中的"群"是什么意思？

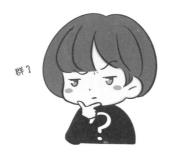

　　从专业上来说，"群"指的是根据脑膜炎球菌表面结构不同进行的分类，可以分为 A、B、C、29E、H 等 12 个"群"。我国流脑病例以 A 群、C 群为主，近年来 B 群脑膜炎球菌也逐渐增多，个别地区检出 Y 群、W135 群、X 群脑膜炎球菌。

　　所以大家看，疫苗中包含哪个"群"，就可以预防由哪个"群"引起的流行性脑脊髓膜炎。

7. 乙脑疫苗

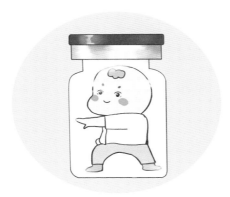

疫苗类型	减毒活疫苗、灭活疫苗（注）
预防疾病	流行性乙型脑炎
接种剂次	乙型脑炎减毒活疫苗：2 剂次 （或）乙型脑炎灭活疫苗：4 剂次
接种时间	乙型脑炎减毒活疫苗：8 月龄、2 周岁 （或）乙型脑炎灭活疫苗：8 月龄接种 2 剂次，间隔 7 ~ 10 天，2 周岁、6 周岁
接种部位	上臂
替代疫苗	如减毒活疫苗为免疫规划疫苗，灭活疫苗为替代疫苗。反之亦然。

注：我国部分省份、地区已经将乙型脑炎灭活疫苗纳为免疫规划疫苗。

预防疾病介绍

小 v 来和大家说说"二脑"中的另外一个"脑"——乙脑。

流行性乙型脑炎，简称"乙脑"，是一种由感染乙脑病毒引起的疾病。这种疾病靠蚊子传播，所以多见于夏、秋季节。乙脑主要表现为高热、意识障碍、惊厥、痉挛等，病死率可高达 10% 以上。因为这个病最早在日本发现，故又称"日本脑炎"。

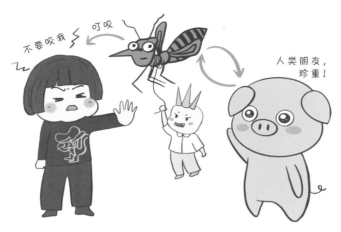

接种注意事项

（1）乙脑减毒活疫苗是减毒活疫苗，所以如果没有和其他减毒活疫苗同时接种，需要间隔至少 4 周再接种。如果注射了免疫球蛋白，则需要间隔至少 3 个月才能接种乙型脑炎减毒活疫苗，间隔至少 1 个月接种乙型脑炎灭活疫苗。

（2）另外，小 v 提醒大家，青海、新疆和西藏地区没有接种过乙脑疫苗的居民，迁居其他省份或者在乙脑流行季节前往其他省份旅行时，建议接种 1 剂次乙脑减毒活疫苗。

常见不良反应

该疫苗具有很好的安全性。全身反应多见为一过性的发热（38℃以下），轻微的头昏、晕厥、恶心、呕吐等；局部反应多见为接种部位可能出现红、肿、热、痛，或者少数人还可出现散在的皮疹，这些症状一般在 2～3 天内自行消退，不需要特殊处理。

"二脑" 小知识

疫苗预防的疾病中有著名的"二脑"——流脑和乙脑。他们都和"脑"有关，有什么区别呢？

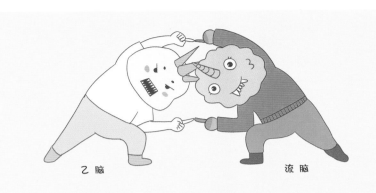

乙脑　　　　　　　　　　　　　　　　流脑

	流脑	乙脑
病原体	脑膜炎球菌（细菌）	乙脑病毒（病毒）
传播途径	呼吸道传播	蚊虫叮咬传播
临床表现	脑部症状 + 皮肤瘀点瘀斑	脑部症状
流行季节	冬、春季	夏、秋季

8. 甲肝疫苗

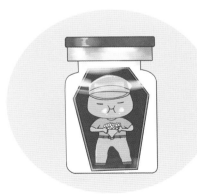

疫苗类型	减毒活疫苗、灭活疫苗（注）
预防疾病	甲型肝炎
接种剂次	甲型肝炎减毒活疫苗：1 剂次 （或）甲型肝炎灭活疫苗：2 剂次

续表

疫苗类型	减毒活疫苗、灭活疫苗（注）
接种时间	甲型肝炎减毒活疫苗：18 月龄 （或）甲型肝炎灭活疫苗：18 月龄、2 周岁
接种部位	上臂
替代疫苗	如减毒活疫苗为免疫规划疫苗，灭活疫苗为替代疫苗。反之亦然。

注：我国部分省份、地区已经将甲型肝炎灭活疫苗纳为免疫规划疫苗。

预防疾病介绍

病毒性肝炎有五兄弟，分别是甲肝、乙肝、丙肝、丁肝和戊肝。其中大哥甲肝，全称是甲型病毒性肝炎，是一种因感染甲肝病毒而引起的疾病，和其他病毒性肝炎兄弟一样，主要造成肝脏的损伤。甲肝是一种粪 - 口传播的疾病，也就是我们常说的"病从口入"。当吃的食物或水被甲肝病毒感染，就可能感染甲肝。感染了甲肝主要会有食欲减退、恶心呕吐、乏力、黄疸、肝大及肝功能异常等症状。

有些朋友问小 v，甲肝和乙肝这两种疾病有什么区别呢？

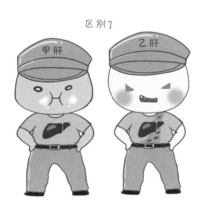

首先他们致病的病毒不一样，大哥甲肝，是感染甲型肝炎病毒引起的，二哥乙肝，是感染乙型肝炎病毒引起的。其次，甲肝主要通过消化道传播，病毒是吃进去的，所以预防甲肝要勤洗手，管住嘴。乙肝是通过血液传播、性传播和母婴传播，预防乙肝就要通过各种综合措施预防。另外，甲肝以急性甲肝多见，乙肝则容易发展为慢性乙肝或者是乙肝病毒携带者。

接种注意事项

甲肝减毒活疫苗是减毒活疫苗，所以如果未和其他减毒活疫苗同时接种，需要间隔至少 4 周再接种。如果注射了免疫球蛋白，则需要间隔至少 3 个月才能再接种甲型肝炎减毒活疫苗；如果接种了甲型肝炎减毒活疫苗，需要间隔 2 周以上才能使用免疫球蛋白。

常见不良反应

甲肝疫苗具有很好的安全性。全身反应多见为一过性的发热，超过 38℃ 极为少见，可能会出现头痛、疲乏不适、恶心等症状；局部反应多见为接种部位的红肿热痛，这些反应都较轻微，一般无须特殊处理，2～3 天会自行消退。

9. 其他免疫规划疫苗

流行性出血热疫苗、炭疽疫苗和钩端螺旋体病疫苗也是免疫规划疫苗，但它们是国家应急储备疫苗、一旦发生疫情或洪涝灾害等情况时才接种，平时不作为常规免疫规划疫苗。

另外，各个省份会根据自身情况适当增加免疫规划疫苗范围，例如，深圳、上海等地区将水痘疫苗纳为免疫规划疫苗。

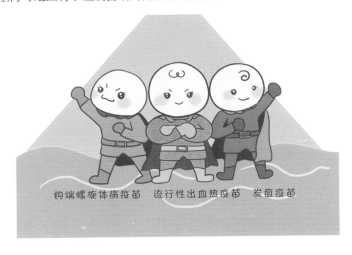

钩端螺旋体病疫苗　流行性出血热疫苗　炭疽疫苗

（二）非免疫规划疫苗

1. 13 价肺炎疫苗

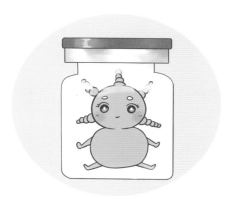

疫苗类型	结合疫苗
预防疾病	13 种血清型肺炎链球菌引起的相关疾病
接种剂次	4 剂次
接种时间	6 周龄至 15 月龄婴幼儿，或 6 周龄至 5 周岁儿童[①]
接种部位	大腿或上臂

注：①不同品牌疫苗接种程序不同，具体见说明书。

预防疾病介绍

肺炎链球菌是谁？它是个狡猾的家伙，平时它可以悄无声息地藏在人体的呼吸道等部位，当人体免疫功能下降的时候，就瞅准机会袭击人体。它不仅可以引起侵袭性肺炎球菌疾病，还可以感染人体其他部位，若感染耳朵、鼻子等，可引起中耳炎、鼻窦炎等；若侵入脑、血液等，可引起脑膜炎、菌血症、菌血症性肺炎。

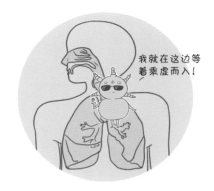

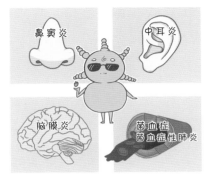

肺炎链球菌是个狠家伙，是全球儿童和成人致病和致死的主要原因之一。全球每年约有 160 万人死于肺炎链球菌疾病，多数是婴幼儿和老人，其中 <2 岁婴幼儿和老人的发病率最高。

接种注意事项

妈妈爸爸以及家属们，接种 13 价肺炎链球菌多糖结合疫苗（简称 "13 价肺炎疫苗"）要格外注意接种时间！目前在我国，13 价肺炎疫苗有国产和进口两个类型，前者的接种年龄范围在 6 周龄到 5 周岁，后者为 6 周龄到 15 月龄。超过接种时间范围均不可接种疫苗，所以妈妈爸爸们要及时带宝宝接种疫苗哦。

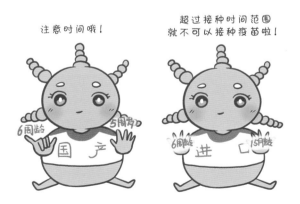

关于肺炎疫苗，小 v 还要特别提醒大家，不是接种了肺炎疫苗就一定不会得肺炎了！13 价肺炎疫苗预防的是由 13 种血清型肺炎链球菌引起的疾病，

超过这 13 种的肺炎链球菌，或者是由病毒、支原体、衣原体等引起的肺炎，这种肺炎疫苗都不能预防哦。

常见不良反应

全身反应多为一过性发热（不超过 38℃），局部反应多为接种部位的红、肿、热、痛，一般会自行缓解，不需要特殊处理。

接种疫苗 Q&A

Q1：13 价肺炎链球菌多糖结合疫苗中的"13 价"是什么意思？

这里的"价"可不是指价格。它指的是根据肺炎链球菌不同表面结构分为不同的血清型，如 6B、1、3、4、5 型等，每一个型称为"价"。

所以 13 价就是包含 13 种血清型的肺炎链球菌，大家可以简单理解为 13 价肺炎疫苗能够预防 13 种肺炎链球菌引起的疾病。

Q2：接种这个疫苗可以预防新冠肺炎吗？

新冠肺炎是由新型冠状病毒引起的，而 13 价肺炎疫苗预防的是 13 种肺炎链球菌引起的肺炎，一个是病毒，一个是细菌，两者截然不同，所以接种 13 价肺炎链球菌多糖结合疫苗是不能预防新冠肺炎的。

13 价肺炎链球菌多糖结合疫苗 小知识

　　肺炎疫苗是世界卫生组织"极高度优先"推荐接种的疫苗。每年的 11 月 12 日是世界肺炎日。

2. 轮状病毒疫苗

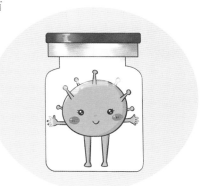

疫苗	单价轮状病毒减毒疫苗
疫苗类型	减毒活疫苗
预防疾病	轮状病毒胃肠炎
接种剂次	3 剂次
接种时间	2 月龄至 3 岁，每年服一次
接种部位	口服

疫苗	五价重配轮状病毒减毒疫苗
疫苗类型	减毒活疫苗
预防疾病	轮状病毒胃肠炎
接种剂次	3 剂次
接种时间	6 周龄至 32 周龄 6 ~ 12 周龄开始口服第 1 剂次，每剂次间隔 4 ~ 10 周；第 3 剂次不晚于 32 周
接种部位	口服

预防疾病介绍

轮状病毒感染导致的胃肠炎，从轻度到重度均可发生；轻度感染可以自愈，重度感染可导致死亡。在婴幼儿重度胃肠炎病例中，以轮状病毒感染最为常见。

目前有两种可以预防轮状病毒的疫苗。

（1）单价轮状病毒减毒疫苗，可预防由 A 群轮状病毒感染引起的胃肠炎。

（2）五价重配轮状病毒减毒疫苗，可预防由 G1、G2、G3、G4 和 G9 血清型轮状病毒感染引起的胃肠炎。

腹泻，不就是拉肚子么，还需要专门接种疫苗吗？

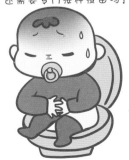

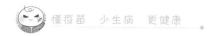

接种注意事项

既然是"口服"疫苗，当然不能注射接种啦！不用扎针的疫苗，妈妈爸爸们是不是都舒了一口气呢？

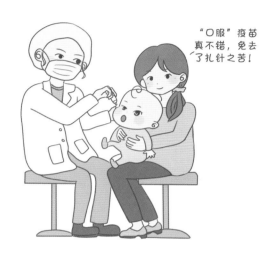

"口服"疫苗真不错，免去了扎针之苦！

（1）如果有急性胃肠道疾病，需要暂缓接种疫苗，等到身体恢复以后再接种。

（2）有肠套叠病史的宝宝，禁止接种轮状疫苗。

（3）不论是单价疫苗还是五价疫苗，均为减毒活疫苗，所以免疫系统有严重缺陷或者严重免疫功能低下的孩子不应接种。

常见不良反应

全身反应多为一过性发热、呕吐、腹泻等，偶有便秘、食欲下降、咳嗽、皮疹等症状，此类症状一般都较轻微，无须特殊处理，可自行消失。

接种疫苗 Q&A

Q1：我家宝宝已经感染过轮状病毒了，可以再接种轮状病毒疫苗吗？

可以接种。因为轮状病毒有多种类型，感染过一种还有可能感染其他型的轮状病毒，所以接种轮状病毒疫苗仍然可以起到预防作用。

Q2：我家宝宝接种这个疫苗，吃了一口吐了半口，需要重新服一次吗？

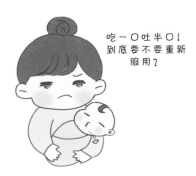

一般不推荐再次口服，只需根据接下来的免疫程序接种就可以了。

口服轮状疫苗 **小知识**

口服轮状减毒活疫苗是世界卫生组织"高度优先"推荐接种的疫苗。

3. Hib 疫苗

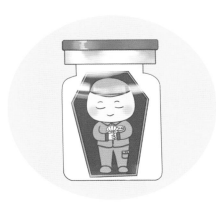

疫苗类型	结合疫苗
预防疾病	由 b 型流感嗜血杆菌引起的一系列感染性疾病
接种针次	2 ~ < 6 月龄的婴儿:4 剂次 或 6 ~ < 12 月龄的婴儿:3 剂次 或 1 ~ 5 岁的儿童:1 剂次

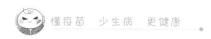

疫苗类型	结合疫苗
接种时间	2 ~ < 6 月龄的婴儿:基础免疫接种 3 剂次,间隔 1 ~ 2 个月;加强免疫接种 1 剂,建议 18 月龄接种 6 ~ < 12 月龄的婴儿:基础免疫接种 2 剂次,间隔 1 ~ 2 个月;加强免疫接种 1 剂,建议 18 月龄接种 1 ~ 5 岁的儿童:接种 1 剂次
接种部位	上臂或大腿

预防疾病介绍

在疫苗出现前,b 型流感嗜血杆菌是所有流感嗜血杆菌中最重要的致病类型,它能引起一系列的感染性疾病,如脑膜炎、肺炎、败血症、会厌炎、心包炎等。即便给予适当的治疗,5% 的 Hib 脑膜炎患儿仍会死亡,20% ~ 40% 的幸存者会有严重的后遗症,如失明、失聪和学习障碍等。而且我这个细菌朋友,特别喜欢感染 5 岁以下的孩子,尤其是 2 个月至 2 周岁的宝宝。

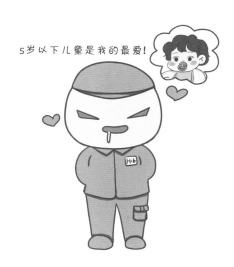

预防 b 型流感嗜血杆菌感染的疫苗包括如下几种。

(1) Hib 疫苗。

（2）AC 群脑膜炎球菌（结合）b 型流感嗜血杆菌（结合）联合疫苗（简称"AC-Hib 疫苗"）。

（3）无细胞百白破 b 型流感嗜血杆菌联合疫苗（简称"四联疫苗"）。

（4）吸附无细胞百白破灭活脊髓灰质炎和 b 型流感嗜血杆菌（结合）联合疫苗（简称"五联疫苗"）。

接种注意事项

Hib 疫苗接种程序会随着年龄的变化而变化，宝宝们要根据实际情况接种哦。当然越早接种就能越早受到疫苗保护。

常见不良反应

全身反应多见为接种后 48 小时内出现一过性的发热、食欲不振、烦躁不安等，局部反应多见为接种部位的红肿热痛，这些反应一般在 48 小时内会自行消退，不需要做特殊处理。

b 型流感嗜血杆菌结合疫苗 小知识

我曾经的朋友 Hib 菌，全称是 b 型流感嗜血杆菌，有一个非常困扰它的事情，那就是因为名字带着"流感"两个字，大家都认为它和流感病毒有关系。

但事实上，它和流感病毒真的没有关系！那为什么会有"流感"两个字呢？因为 Hib 是从一名流感患者的痰液中分离出来的，曾经被人类误认为流感的病原体，但是现在已经明确，流感是由流感病毒引起的，和 Hib 没有关系。

顺便还要和大家说一句，b 型流感嗜血杆菌结合疫苗是世界卫生组织"高度优先"推荐接种的疫苗。

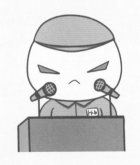

在此，我 H 某郑重声明：本人与流感病毒无半毛钱关系！

4. 水痘疫苗

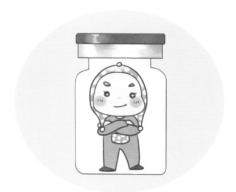

疫苗类型	减毒活疫苗
预防疾病	水痘
接种剂次	1 剂次或 2 剂次[1]
接种时间	12 月龄及以上接种 1 剂次 或 12 ~ 18 月龄接种 1 剂次,3 周岁以上加强 1 剂次[2]
接种部位	上臂或大腿

注：①我国不同省份或地区水痘疫苗接种针次数不同。

　　②不同厂家水痘疫苗可接种的年龄范围不同,具体见产品说明书。

预防疾病介绍

　　水痘,相信大家都听说过吧,甚至有些妈妈爸爸或者宝宝得过水痘。它是由水痘 - 带状疱疹病毒引起的,会出现发热、全身不适及出水痘的症状。水痘不可怕,一般来说不用治疗自己也会好起来,但也有极少数患者会出现皮肤感染、肺炎、脑炎等并发症,成人感染后症状比儿童要严重。感染水痘会留下一个隐患：水痘 - 带状疱疹病毒可能会潜伏在身体的神经节中,随着年龄增长,免疫力下降时沿着感觉神经分布区域发作,发生带状疱疹。

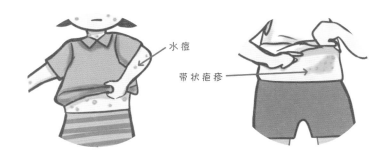

水痘

带状疱疹

水痘 - 带状疱疹病毒通过呼吸道或者亲密接触传播，它的传染力非常强，特别是在学校或者幼儿园，如果一个班级里有小朋友得了水痘，那么，全班同学都有可能会被传染上。

接种注意事项

目前，我国各个省份和地区对水痘疫苗的接种程序并不统一，如北京、上海、浙江等地水痘疫苗的接种程序为 2 剂次，其他省份或地区多为 1 剂次。

小 v 建议大家接种 2 剂次水痘疫苗，因为接种 1 剂次不能达到足够的保护效果，还可能出现"突破病例"；而接种 2 剂次能达到较好的保护效果，不易再患水痘。

北京、天津及上海等地已将水痘纳为本地区的免疫规划疫苗，也就是免费为当地的孩子接种。

另外，水痘疫苗是减毒活疫苗，所以免疫系统有缺陷或者免疫功能低下的孩子不应接种。如果未和其他注射减毒活疫苗同时接种，需要间隔至少 1 个月再接种其他减毒活疫苗；如果注射了免疫球蛋白，则需要间隔至少 3 个月才能接种疫苗。

常见不良反应

全身反应多见为接种后 1 ~ 2 天内的一过性发热等；局部反应多见为接种部位红、肿、热、痛、接种后 7 ~ 21 天内出现一过性皮疹，一般很快消失，不需要做特殊处理。

接种疫苗 Q&A

Q：什么叫作"突破病例"？

水痘的突破病例指的是接种了水痘疫苗后仍感染水痘病毒，并引起一系列水痘症状。一般来说，突破病例的发病症状较未接种疫苗感染程度轻。所以，为了能够有效预防水痘，小 v 建议大家接种 2 剂次水痘疫苗。

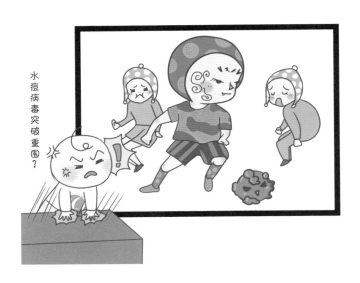

水痘病毒突破重围？

	未接种疫苗的病例	突破病例
潜伏期	12 ~ 21 天	平均 14 天
皮疹数量	50 颗到数百颗不等	少于 50 颗
发热	高热	低热
病程	21 天左右	10 天左右
预后	可能出现并发症	一般无并发症

5. EV71 疫苗

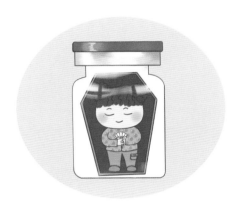

疫苗类型	灭活疫苗
预防疾病	EV71 病毒引起的手足口病
接种剂次	2 剂次
接种时间	6 月龄到 3 周岁或 6 月龄到 5 周岁[1] 接种 2 剂次，每剂次间隔 1 个月
接种部位	上臂或大腿

注：①不同厂家疫苗的接种年龄范围有所不同，具体见说明书。

预防疾病介绍

　　手足口病是近年来在幼儿园里数一数二的"欺负"小朋友的传染病。手足口病，顾名思义，就是在手、脚还有口腔等部位出现疱疹或溃疡，另外还有厌食、低热等症状。它主要靠小朋友接触口水、粪便等传播。

　　手足口病可怕吗？一般来说手足口病很温和，会轻轻地"欺负"小朋友一下，过一周左右小朋友一般会好起来。但有时候手足口病会变身大魔王，引起重症手足口病，引发脑膜炎、脑炎、脑脊髓炎等疾病，严重的还可引起死亡！

　　肠道病毒 71 型，简称"EV71 病毒"，是引起手足口病的病毒之一，占所有手足口病的44%，重症和死亡手足口病病例绝大部分是由 EV71 病毒引起的。

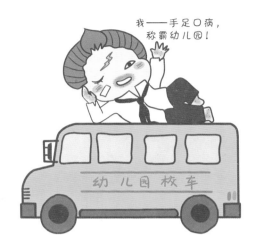

接种注意事项

EV71 疫苗 ≠ 手足口病疫苗

各位妈妈爸爸，不是接种了疫苗就不会得手足口病了哦。它只能预防将近一半类型的手足口病，剩下的那部分类型手足口病是由柯萨奇病毒 A16 型（Cox A16）等二十多种肠道病毒引起的，EV71 疫苗就无能为力了。但是EV71 疫苗还是很厉害的，有了它就可以预防绝大部分的重症和死亡手足口病。

常见不良反应

全身反应多见为接种后出现一过性发热、腹泻、食欲不振、恶心、呕吐等，局部反应包括接种部位的红肿热痛，一般不超过 3 天，可自行缓解，不需要做特殊处理。

接种疫苗 Q&A

Q：我的宝宝得过了手足口病，还可以接种 EV71 疫苗吗？

手足口病是由多种病毒引起的，如果之前的手足口病不是由 EV71 病毒引起，接种 EV71 疫苗就可以预防由 EV71 病毒引起的手足口病啦。

EV71疫苗 小知识

　　小v要大声地隆重地告诉大家，我国是全球第一个成功研发 EV71 疫苗的国家！EV71 疫苗的研发领先其他国家和地区，证明了我国疫苗制造的先进和伟大！

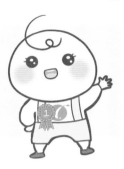

6. 流感疫苗

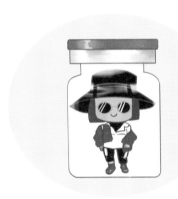

儿童型	流感病毒灭活疫苗(0.25 ml)
疫苗类型	灭活疫苗
预防疾病	流行性感冒
接种剂次	2 剂次
接种时间	6 月龄 ~ < 36 月龄婴幼儿, 2 剂次间隔至少 4 周
接种部位	上臂

成人型	流感病毒灭活疫苗(0.5ml)
疫苗类型	灭活疫苗
预防疾病	流行性感冒
接种剂次	1 剂次
接种时间	36 月龄及以上儿童及成人
接种部位	上臂

预防疾病介绍

流行性感冒（简称"流感"）是由流感病毒引起的疾病，主要表现有高热、乏力、头痛、全身肌肉酸痛等，严重的还能引起肺炎、心肌炎等一系列的并发症。婴幼儿、老年人、孕妇和慢性基础疾病患者得了流感后，出现严重疾病和死亡的风险特别高。另外，流感病毒非常容易传播，在人群聚集的地方，如学校、幼儿园或者养老院等非常容易暴发流感。

小 v 先给大家简单介绍一下流感病毒。

流感病毒有知名四兄弟，分别是甲、乙、丙、丁（或者 A、B、C、D）。可以感染人类的主要是大哥甲（A）型和二哥乙（B）型流感病毒。大哥的手下有很多小弟，其中有两个小弟最厉害，分别是 H1N1、H3N2 亚型；二哥也培养了两个小弟，分别是 Victoria 系和 Yamagata 系。这四个小弟就是感染人类最主要的流感病原体了。

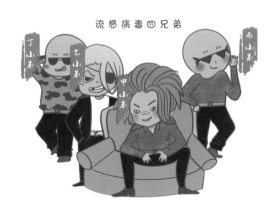

流感病毒四兄弟

流感病毒那么厉害，我的流感疫苗朋友也不弱，为了有效地预防流感，流感疫苗组成了一个小分队，针对不同情况进行流感预防。

流感疫苗根据不同特征可以分为不同类型。

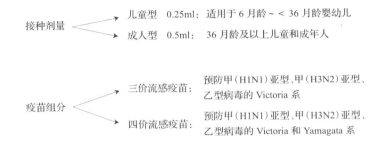

也就是说，四价流感疫苗比三价流感疫苗多预防一种乙型病毒毒株。但目前儿童型流感疫苗只有三价疫苗。

接种注意事项

关于流感疫苗，最出名的就是它和鸡蛋的关系了。

流感疫苗"出生"在鸡胚中（流感病毒疫苗株在鸡胚中培养），所以一直以来，人类就把它和鸡蛋紧紧地联系在一起，认为对鸡蛋过敏的人不能接种流感疫苗。

从科学层面来说，目前国外有研究表明，鸡蛋过敏的人接种流感疫苗并不会发生严重过敏反应。但从规范层面来说，目前我国疫苗说明书及流感疫苗接种方案仍比较谨慎，将鸡蛋过敏作为接种流感疫苗的禁忌。所以，目前对鸡蛋过敏的朋友们是不能接种流感疫苗的哦。

常见不良反应

全身反应多见为一过性的发热、寒战、肌肉疼痛等，通常在接种后 6 ～ 12 小时发生；局部反应多见为接种部位的红、肿、热、痛，这些反应一般 1 ～ 2 天内会自行消失，无须特别处理。

接种疫苗 Q&A

Q1：我去年接种过流感疫苗了，今年还需要接种吗？

流感疫苗需要每年接种！因为流感病毒很善变，所以流感疫苗每年也要进行相应的调整，并且前一年接种的流感疫苗产生的抗体在 6～8 个月后抗体滴度开始逐渐降低，所以小 v 建议每年都接种流感疫苗。

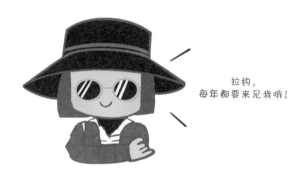

拉钩，
每年都要来见我哦！

Q2：接种了流感疫苗后多长时间可以起保护效果？

通常接种流感疫苗 2～4 周后，可产生具有保护水平的抗体，6～8 个月后抗体滴度开始逐渐降低。

Q3：什么时间接种流感疫苗最好？

建议大家在当年流感疫苗上市后尽早接种，这样能够在流感高发季节前获得保护，当然，整个流感高发季节期间都可以接种流感疫苗。同一流感高发季节，已按照接种程序完成全程接种则无须重复接种。

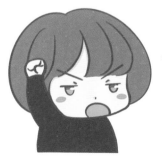

疫苗上市了，
冲去接种！

Q4：有人说，流感病毒非常容易变异，流感疫苗起不了保护作用，是真的吗？

这就要从流感疫苗中病毒株的选择说起了。

每年上半年，世界卫生组织都会根据全球流感监测情况来预测当年流行季节可能流行的流感病毒株，然后在上半年生产流感疫苗，下半年投入市场。没错，因为是预估，所以存在流感病毒突然变异而预估失败的情况。但是不能因噎废食，放弃接种流感疫苗，因为大部分情况下，流感疫苗能有效预防流感。流感对人体的危害很大，因此还是建议大家每年都接种流感疫苗。

Q5：哪些人需要接种流感疫苗呢？

6 月龄以上儿童和成人都可以接种流感疫苗。但是有一些特殊人群，他们得了流感的后果会比一般人更严重，所以小 v 强烈建议他们去接种流感疫苗。这些特殊人群包括如下几类。

6 月龄~5 岁婴幼儿及儿童；60 岁及以上老年人；特定慢性病患者，包括心血管疾病（单纯性高血压除外）、慢性呼吸系统疾病、肝肾功能不全、血液病、神经系统疾病、神经肌肉功能障碍、代谢性疾病（包括糖尿病）等；免疫抑制或免疫功能低下者；医务人员；6 月龄以下婴儿的家庭成员和看护人员。

流感疫苗 **小知识**

（1）流感与普通感冒，你还傻傻分不清楚吗？

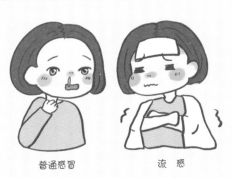

普通感冒　　　　　流　感

111

流感就是感冒吗？不是的！再不知道他们的区别，你就落伍啦！流感和感冒是完全不同的疾病，流感的危害程度要比感冒高得多，下面小 v 就罗列一张表格让大家看看他们的区别。

	普通感冒	流感
致病原	鼻病毒、冠状病毒等	流感病毒
传染性	弱	强
发热	不发热，或轻中度发热	高热（39 ~ 40℃）
是否有寒颤	无	有
全身症状	打喷嚏、流鼻涕、咳嗽等	打喷嚏、流鼻涕、咳嗽、畏寒、肌肉酸痛、关节疼痛等
并发症	罕见	可引起严重并发症，如肺炎、心肌炎、神经损伤等

（2）历史上的流感大流行

流感到底有多厉害？全世界曾经发生过四次流感大流行！不是小 v 夸张，流感的危害可以说超过世界大战！

第一次流感大流行：时间为 1918 年到 1919 年，称为"西班牙流感"，起源于欧美国家，全球约 10 亿人感染，导致至少 5000 万人死亡，超过第一次世界大战死亡总人数。

第二次流感大流行：时间为 1957 年到 1958 年，称为"亚洲流感"，起源于亚洲，导致全球约 100 万人死亡。

第三次流感大流行：时间为 1968 年到 1969 年，称为"香港流感"，起源于亚洲，导致全球 100 万 ~ 300 万人死亡。

第四次流感大流行：进入 21 世纪以来，也是最近的一次流感大流行，起源于美洲，即发生在 2009 年的甲型 H1N1 流感大流行。

7. 联合疫苗

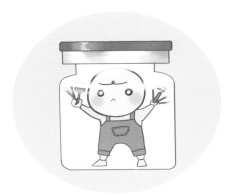

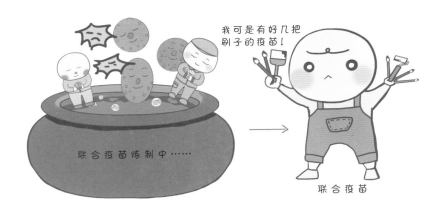

联合疫苗炼制中……

我可是有好几把刷子的疫苗！

联合疫苗

　　不知大家有没有注意到，平时接种的疫苗，大多数是"一对一"，也就是说一种疫苗只针对一种病原体引起的疾病，比如乙肝疫苗预防由乙肝病毒引起的乙型肝炎。为了能多预防几种疾病，宝宝们没少扎针，妈妈爸爸们可没少心疼。科学家们就思考了，有没有扎一针就可以同时预防多种病原体的疫苗呢？有！那就是联合疫苗。

　　联合疫苗指的是包含两种或两种以上抗原的疫苗。它又可以分为两种，一种是"多联疫苗"，另一种是"多价疫苗"或"多群疫苗"。

首先我们说"多联疫苗"，就是将多种疫苗通过一定的技术整合为一种疫苗，即接种一次，可发挥多种疫苗的预防疾病作用。

打个比方，现在大家用的手机，集合了电话机、照相机、计算器、手电筒、钱包等多种功能，日常生活甚至只需要一个手机就够了，是不是很方便呢？这就是多联疫苗的优势了。

以麻腮风疫苗为例，可以预防麻疹、流行性腮腺炎和风疹三种疾病。

还有一种联合疫苗叫作"多价疫苗"或"多群疫苗"，这里的"价"和"群"指的是某种细菌或病毒的不同亚型，就像是一个藤上结的不同的瓜，虽然大小、样式不同，但是他们都属于同一类型，可以引起同一种疾病。包含的"价"或者"群"越多，可预防的病原体就越多。

比如二价人乳头瘤病毒（HPV）疫苗，可以高效预防两种价型的 HPV 引起的疾病，那么，四价或九价 HPV 疫苗就是可以预防四种或九种 HPV。还有 A 群 C 群流脑多糖结合疫苗，可以同时预防脑膜炎球菌中 A 群和 C 群引起的脑脊髓膜炎。

小 v 强烈推荐大家接种联合疫苗，原因如下。

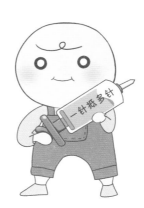

（1）接种一针相当于接种多种疫苗，可以减少孩子接种次数，避免家长奔波。

（2）联合疫苗具有较好的保护作用，其效果不比单苗效果差，有些甚至比单苗更好。

（3）联合疫苗作为单独的疫苗，其附加成分如抗生素、防腐剂等只单独一份，比多次接种单苗要少。

这里我们以吸附无细胞百白破灭活脊髓灰质炎和 b 型流感嗜血杆菌（结合）联合疫苗（简称"五联疫苗"）为例。

疫苗类型	灭活疫苗
预防疾病	脊髓灰质炎、百日咳、白喉、破伤风、b 型流感嗜血杆菌引起的一系列感染性疾病
接种针次	4 剂次
接种时间	2 月龄及以上婴幼儿 推荐免疫程序为 2、3、4 月龄 3 剂次，或 3、4、5 月龄 3 剂次，18 月龄再加强 1 剂次
接种部位	大腿前外侧最佳

预防疾病介绍

"五联疫苗"结合了百白破疫苗 + 脊髓灰质炎疫苗 +Hib 疫苗的保护效果，可以预防百日咳、白喉、破伤风、脊髓灰质炎以及 b 型流感嗜血杆菌引起的疾病。即一种疫苗可以预防五种疾病。

接种注意事项

"五联疫苗"作为联合疫苗，可以给儿童减少多少针次的接种呢，我们可以一起算一下。

脊髓灰质炎（4 剂）+ 百白破疫苗（4 针）+ Hib 疫苗（4 针）= 12 针（剂）

"五联疫苗" = 4 针

也就是说，接种了"五联疫苗"，可以让孩子少接种 8 针！

"五联疫苗"作为灭活疫苗，其中的脊髓灰质炎疫苗也是灭活成分，因此免疫功能低下或者有免疫缺陷的孩子可以接种"五联疫苗"。当然健康的儿童也可以接种"五联疫苗"。

常见不良反应

全身反应多见为一过性发热，异常哭闹等，局部反应多见为接种部位的红肿、硬结等，这些症状一般在接种后 2 天内出现，可能持续 2～3 天，一般自行缓解，无须特殊治疗。

接种疫苗 Q&A

Q1：接种联合疫苗相当于同时注射好几种疫苗，宝宝身体受得了吗？

没问题！其实人类的免疫系统在日常生活中时刻面对着无数的细菌或病毒，并且产生相应的免疫反应，就像在打疫苗一样，产生抗体，消灭细菌或病毒；另一方面，科学家们在研制联合疫苗的时候，会对疫苗的安全性进行严谨深入的研究。所以家长们不用担心联合疫苗会对孩子的身体带来负担。

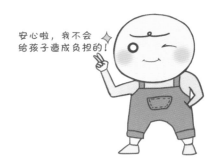

Q2：如果宝宝已经接种了"五联疫苗"中对应的部分免疫规划疫苗，可以再接种"五联疫苗"吗？

可以，但是越早越好，因为可以接种到更多剂次的联合疫苗，从而获得更多的保护。

举个例子，见下图，脊髓灰质炎疫苗、百白破疫苗和 Hib 疫苗如果分开接种各需要接种 4 剂次。假设脊髓灰质炎疫苗已经接种了 1 针（见○部分），那"五联疫苗"可以再接种 3 剂次（见□部分），另外还需要单独接种 1 剂次百白破疫苗和 1 剂次 Hib 疫苗（见▲部分）。

脊髓灰质炎疫苗	○△	△	△	△	←4 剂次
百白破疫苗	▲	△	△	△	←4 剂次
Hib 疫苗	▲	△	△	△	←4 剂次

换句话说，接种"五联疫苗"相当于同时接种三种疫苗，但凡有任何一种疫苗接种过了，那么对应的其他疫苗要单独接种。

二、长大后可以接种的疫苗——按疫苗推荐接种 年龄段划分

接种疫苗是贯穿我们全生命周期的一个良好生活方式，疫苗并不是宝宝的专属，疫苗可以守护人类的一生。从嗷嗷待哺的婴孩到白发苍苍的老人，都有疫苗可以守护人体的健康。下面小 v 就给大家介绍一些除宝宝以外的人群可以接种的疫苗。

这里大家注意了，小 v 介绍的疫苗是根据推荐接种年龄段划分的，不是只能在这个年龄段接种，只要在疫苗规定的时间段接种都是安全有效的。

（一）青少年期——疫苗伴少女如花绽放

青春如此美丽，少女在青春期像花儿一样绽放。有一种疫苗像护花使者，保护青春期的少女，让少女的笑容绽放一生。

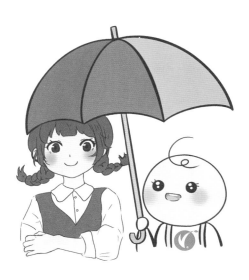

HPV 疫苗

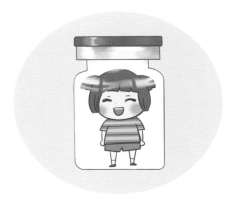

预防疾病介绍

预防由人乳头瘤病毒（human papilloma virus，HPV）感染引起的一系列疾病。

HPV 是什么病毒？和人乳头有关？当然不是啦，HPV 的病毒外壳是由很多像乳头样的小颗粒组成，所以叫作人乳头瘤病毒。

HPV 是一个庞大的家族，有 200 多种基因型，他们又分两类，一类是高危型，如 HPV 16、HPV 18 等，可以引起高风险疾病，如宫颈癌、口腔癌、肛门癌、阴道癌等；另一类是低危型，如 HPV 6、HPV 11 等，可以引起皮肤疣、生殖器疣等。

为什么 HPV 疫苗常被称为"宫颈癌疫苗"呢？因为几乎所有的宫颈癌是由于持续感染高危型 HPV 引起的，换句话说，在所有与 HPV 感染相关的疾病中，高危型 HPV 与宫颈癌的关系最明确。因此接种预防性 HPV 疫苗可以很大程度预防宫颈癌的发生，所以人们就将 HPV 疫苗称为"宫颈癌疫苗"。

HPV 疫苗包括二价人乳头瘤病毒疫苗、四价人乳头瘤病毒疫苗、九价人乳头瘤病毒疫苗。

我们可以引起高风险疾病，如宫颈癌、口腔癌、肛门癌、阴道癌等。

我们可以引起皮肤疣、生殖器疣等。

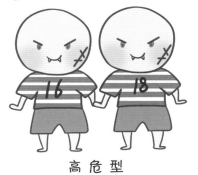

高危型

低危型

	二价(国产)	二价(进口)	四价	九价
全球上市时间		2007 年	2006 年	2014 年
中国上市时间	2019 年	2016 年	2017 年	2018 年
抗原型别	16/18	16/18	16/18 6/11	16/18 6/11 31/33/45/52/58
可预防疾病	约 84% 宫颈癌	约 84% 宫颈癌	约 84% 宫颈癌，约 90% 尖锐湿疣	约 92% 宫颈癌，85% ~ 95%HPV 相关外阴癌、阴道癌、肛门癌，约 90% 尖锐湿疣
接种年龄	9 ~ 45 岁	9 ~ 45 岁	9 ~ 45 岁	16 ~ 26 岁
接种剂次	9 ~ 14 岁:0、6 月； 15 ~ 45 岁:0、1、6 月	0、1、6 月	0、2、6 月	0、2、6 月

接种注意事项

（1）关于接种 HPV 疫苗，请大家务必注意接种年龄！不同的 HPV 疫苗接种年龄不一样。不到或者超过接种年龄段都不能接种 HPV 疫苗哦。

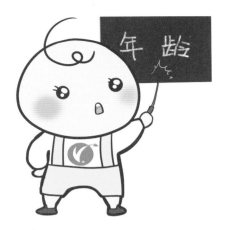

（2）小v还要提醒那些快超过接种年龄的小姐姐们，接种HPV疫苗千万要给自己预留超过半年的时间！好多小姐姐掐着最后的半年时间去接种，因为生病，或者期间忘了接种，导致后续针次推后，结果最后一针超过接种年龄而无法接种。所以，接种HPV疫苗还是要趁早。

常见不良反应

（1）全身反应多见为发热、头痛，偶见有腹泻、恶心、呕吐、关节痛、肌痛、疲劳、咳嗽等。

（2）局部反应多见为接种部位的红斑、疼痛和肿胀，这些反应一般是轻微的，且在短期内会自行消退。

接种疫苗 Q&A

Q1：什么时候接种HPV疫苗最好？初次月经之前？还是孩子上学之前？

HPV疫苗最好在初次性生活之前接种，因为性生活以后就会有感染HPV的风险。世界卫生组织推荐接种HPV疫苗的优先年龄为 9 ~ 14 岁，所以处于青春期的少女接种效果最好。当然，也不是说超过了推荐年龄段接种HPV疫苗就没有效果，在可接种的年龄范围内接种疫苗都是安全有效的。

Q2：那有过性生活或曾经感染过HPV还可以接种HPV疫苗吗？

当然可以！首先，HPV感染至癌症发生是一个漫长的过程，需要十几年甚至几十年的时间，在这过程中人体还有自我清除机制，随时可能清除病毒。其次，HPV 疫苗可以预防多种型别的 HPV，即使感染了一种 HPV，疫苗也可以预防其他型别的 HPV。所以即使有了性生活或者感染了 HPV 也可以接种 HPV 疫苗。

Q3：接种疫苗后就一定不会得宫颈癌了吗？

不一定哦。HPV 疫苗只能预防其包含的 HPV 型别（如 16 型，18 型等）引起的宫颈癌，但事实上能引起宫颈癌的 HPV 型别还有许多。

小 v 建议，除了接种 HPV 疫苗，还要积极到医院进行宫颈癌筛查，为预防宫颈癌再加一份保障。

Q4：孕期和哺乳期可以接种 HPV 疫苗吗？

不建议接种。目前缺乏孕妇及哺乳期女性接种 HPV 疫苗的相关数据，所以暂不推荐接种。

HPV 疫苗 ▶ 小知识

　　HPV 疫苗是人类历史上第一个防癌疫苗！为全人类朋友带来了福音。2018 年 5 月，世界卫生组织总干事谭德塞·阿达诺姆（Tedros Adhanom）博士发出了"消除子宫颈癌"的全球行动呼吁，2020 年 11 月，世界卫生组织正式发布《加速消除宫颈癌全球战略》，这是全球 194 个国家首次承诺消除一种癌症。中国也是承诺国之一，我们将会使用疫苗、筛查和治疗的等三种武器向宫颈癌宣战，相信不久的将来就能实现消除宫颈癌的目标！

（二）成年期——疫苗助成年人撑起家庭、社会的重担

　　成年以后，人们肩上的担子比较重，上有老，下有小，是家庭、社会的中坚力量。小 v 知道成年人不容易，所以也尽自己的一份力量帮助成年人撑起一片天。

1. 甲肝疫苗

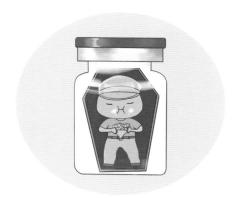

疫苗类型	灭活疫苗
预防疾病	甲型肝炎
接种剂次	2 剂次
接种时间	12 月龄以上,6 ~ 18 月后加强一针[1]
接种部位	上臂

注:①除灭活疫苗外,还有减毒活疫苗可以选择接种。

预防疾病介绍

正如幼儿时期预防甲肝一样,成年人也有感染甲肝的风险,会出现全身乏力、食欲减退、黄疸等急性病毒性肝炎症状。虽然大部分甲肝可以痊愈,但是也有少部分人会发生急性重型肝炎而死亡。

接种注意事项

建议在易感染甲肝病毒的高风险人群中接种,包括如下几种情况。

(1)从低度流行国家 / 地区(西欧、美国、澳大利亚等)到中或高度流行 / 地区(亚洲、拉丁美洲、东欧、中东等)的旅行者。

(2)需要终身接受血液制品治疗的患者(如血友病患者)。

(3)男男性行为者。

(4)与非人类灵长类动物接触的工作人员。

（5）静脉注射吸毒者。

另外，食品处理从业人员因为其职业关系，也需要接种甲肝疫苗预防甲肝病毒传播。

2. 乙肝疫苗

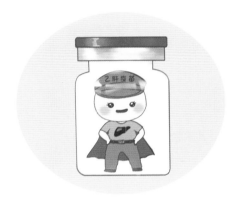

疫苗类型	基因工程疫苗
预防疾病	乙型肝炎
接种剂次	3 剂次
接种时间	按照"0-1-6"的接种程序，即接种第 1 剂次，间隔 1 个月接种第 2 剂次，与第 1 剂次间隔 6 个月接种第 3 剂次
接种部位	上臂或大腿

预防疾病介绍

乙型肝炎是一种以肝脏受损为主的疾病，得了乙型肝炎可能会发展为肝硬化甚至肝癌。随着我国新生儿乙肝疫苗接种率的提高，我国 15 岁以下儿童青少年乙肝病毒携带率明显下降，但成人乙肝病毒携带率仍然很高，我国的乙肝慢性感染者的数量仍十分庞大，因此接种乙肝疫苗避免感染非常重要。

接种注意事项

乙肝疫苗对人类非常友好，未接种、未全程接种、不知道自己是否接种，以及想要接种乙肝疫苗的人都可以接种。同时，推荐以下高风险人群接种。

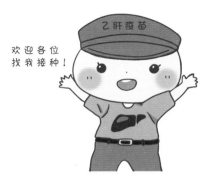

欢迎各位
找我接种！

（1）存在性暴露感染风险的人，包括多性伴侣者、性伴侣为乙肝表面抗原（HBsAg）阳性者、男男同性恋者、性病患者等。

（2）存在职业暴露风险的人，如医学院校学生、接触血液的医务工作者、救援（公安、司法、消防、应急救灾等）人员及福利院、残障机构和托幼机构等工作人员。

（3）存在经皮肤和黏膜暴露血液风险的人，包括乙肝病毒携带者或乙肝患者的家庭成员、易发生外伤者、血液透析及器官移植者。

（4）其他人群，包括其他慢性肝病患者、乙肝高发区居住者及旅行者、免疫缺陷或免疫功能低下者、HIV阳性者、高校大学生以及自愿接受乙肝疫苗接种者。

3. 戊肝疫苗

疫苗类型	基因工程疫苗
预防疾病	戊型肝炎
接种剂次	3 剂次
接种时间	16 岁及以上人群。按照"0-1-6"的接种程序，即接种第 1 剂次，间隔 1 个月接种第 2 剂次，与第 1 剂次间隔 6 个月接种第 3 剂次
接种部位	上臂

预防疾病介绍

病毒性肝炎家族有五个兄弟，除了甲肝和乙肝，还有丙肝、丁肝和戊肝。戊肝是由戊型肝炎病毒引起的疾病，它向大哥甲肝看齐，也是一种"病从口入"的疾病，并且症状也类似。一般来说戊肝为自限性疾病，也就是说自己会好起来，但是严重者会发展为重型肝炎，甚至肝衰竭和死亡。孕晚期感染病死率达 30%。

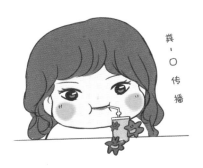

粪-口传播

接种注意事项

戊肝疫苗适合 16 岁及以上人群接种。一般推荐戊肝感染的高危人群接种，包括畜牧养殖者、餐饮业人员、学生、部队官兵、育龄期妇女、基础肝病患者、疫区旅行者等。

戊肝疫苗 小知识

病毒性肝炎五兄弟中，甲肝和戊肝非常相似，都可以通过消化道传播疾病。乙肝和丙肝类似，通过血液、性传播及母婴传播传染疾病。丁型肝炎病毒是一种缺陷病毒，只能与乙肝共同存在，所以丁肝往往和乙肝重叠感染。

在这五种病毒性肝炎中，甲肝、乙肝和戊肝有疫苗可以预防，丙肝和丁肝暂时没有疫苗。

4. 带状疱疹疫苗

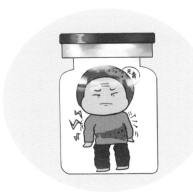

疫苗类型	基因重组疫苗
预防疾病	带状疱疹
接种剂次	2 剂次
接种时间	50 岁及以上成人，两剂次间隔 2 ~ 6 个月接种
接种部位	上臂

预防疾病介绍

水痘 - 带状疱疹病毒，听起来是不是很熟悉？没错，它就是那个能引起水痘的病毒。水痘和带状疱疹是什么关系呢？让小 v 高歌一曲，"长大后我就成了你……"。

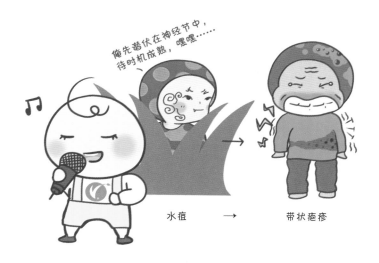

俺先蛰伏在神经节中，待时机成熟，嘿嘿……

水痘 → 带状疱疹

如果人们在小时候得了水痘，水痘 - 带状疱疹病毒可能一直潜伏在脊髓或神经节内，当人体免疫功能下降时，病毒就会随着神经分布在皮肤表面发作，表现为成片的红疹与水疱，通常被称为"缠腰龙""蛇缠腰""生蛇"等。带状疱疹的发病率随着年龄增长而增加，尤其是 50 岁以后，发病、住院和死亡概率迅速升高。有朋友和小 v 说，带状疱疹发作时很痛，刺痛、钻痛、酸痛、抽痛，据说比分娩还痛呢！带状疱疹的一个严重并发症是带状疱疹后神经痛，非常痛苦！哎呦，小 v 想想就好痛啊。

接种注意事项

带状疱疹疫苗为基因重组疫苗，所以不会有接种疫苗而感染带状疱疹的风险。50 岁及以上人群可以接种，但以下人群需谨慎。

（1）对带状疱疹疫苗成分（详见疫苗说明书）过敏的人群禁止接种。

（2）活动期肺结核患者、哺乳期女性和孕妇不推荐接种。

常见不良反应

全身反应多见为肌痛、疲劳和头痛；局部反应主要表现为接种部位的带状疱疹样皮疹、红斑、疼痛、压痛和隆起等。一般持续 1～3 天，无须特殊处理。

接种疫苗 Q&A

Q1：我忘了之前有没有得过水痘，可以接种带状疱疹疫苗吗？

可以。无论是否得过水痘，都可以接种带状疱疹疫苗。

Q2：得过带状疱疹还需要接种疫苗吗？

带状疱疹有一定概率复发，所以得过带状疱疹可以接种带状疱疹疫苗，接种疫苗仍具有预防作用。

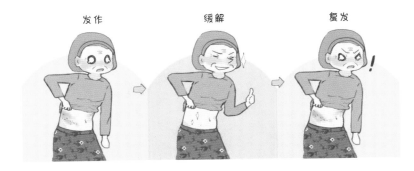

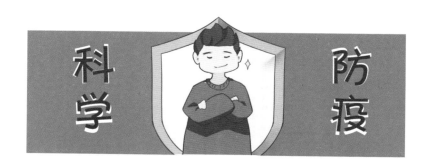

Q3：得了带状疱疹后多久可以接种带状疱疹疫苗？

接种带状疱疹疫苗是控制带状疱疹最有效的措施，但并不能治疗带状疱疹。如果带状疱疹正在发作，需等带状疱疹发作期结束并且症状消失后才能接种疫苗。

（三）老年期——疫苗伴老年朋友安享自在人生

老年人年纪大了，身体功能下降，容易感染疾病，老年人更应该受到我们的关爱。有好多疫苗可以保护老年人的健康，让我们了解一下吧。

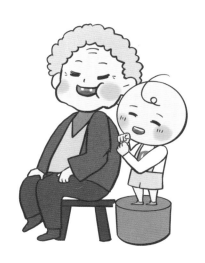

1. 流感疫苗

疫苗类型	灭活疫苗
预防疾病	流行性感冒
接种剂次	1 剂次
接种部位	上臂

预防疾病介绍

流行性感冒是一种由流感病毒引起的急性呼吸道传染病，得了流感后的主要症状为打喷嚏、咳嗽等感冒症状，还有高热、头痛、乏力等全身症状。流行性感冒还能引起一系列的并发症，如肺炎、心肌炎等。

老年人是流感病毒感染的高风险人群。老年人身体功能下降，还可能患有基础性疾病，他们得了流感后，住院率和死亡率都比其他年龄段高，所以强烈推荐 60 岁以上的老年人接种流感疫苗。

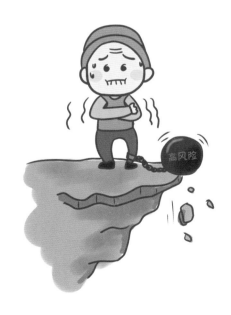

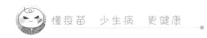

接种注意事项

建议 60 岁以上老年人每年接种 1 剂次流感疫苗，如伴有以下情况特别推荐优先接种。

患有慢性基础疾病，如心脑血管疾病（不包括单纯性高血压）、慢性呼吸系统疾病、肝肾功能不全、血液病、神经系统疾病、神经肌肉功能障碍、代谢性疾病及患免疫抑制性疾病或免疫功能低下的老年人。

2. 23 价肺炎疫苗

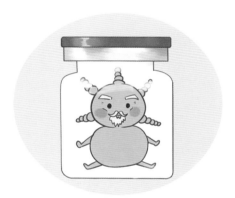

疫苗类型	灭活疫苗
预防疾病	肺炎链球菌的 23 种血清型引起的一系列疾病
接种剂次	1 剂次
接种部位	上臂

预防疾病介绍

肺炎链球菌可引起以肺炎为主的一系列疾病，小 v 在婴幼儿时期的 13 价肺炎疫苗中已经做了介绍，在这里小 v 还要向大家介绍另一种肺炎链球菌疫苗——23 价肺炎链球菌多糖疫苗（简称"23 价肺炎疫苗"）。

23 价肺炎疫苗包含了 23 种不同型别的肺炎链球菌，也就是说，这个疫苗可以预防由 23 种肺炎链球菌引起的疾病。23 价肺炎疫苗可在 2 周岁以后人群接种。为什么推荐老年人接种呢？因为肺炎链球菌感染是导致老年人患病和死亡的重要原因。还有研究表明，老年人对抗生素耐药率较高，一旦得病在治疗上也有一定难度。所以接种疫苗提前预防就显得非常重要了。

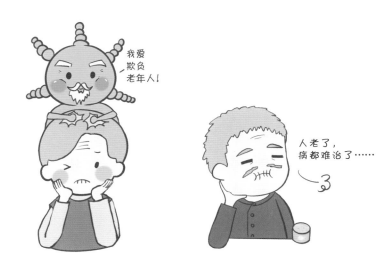

接种注意事项

（1）2周岁及以上儿童和成人可以接种23价肺炎疫苗。小v特别推荐65岁及以上老年人接种23价肺炎疫苗。

另外，19～65岁人群中如果同时伴有以下情况之一的，也推荐接种23价肺炎疫苗。

1）患有慢性疾病：如慢性呼吸系统疾病，尤其是慢性阻塞性肺疾病（也就是"慢支"），哮喘患者；慢性心血管疾病、糖尿病、慢性肝病及肝硬化、慢性肾功能衰竭、肾病综合征。但慢性病或其他疾病的急性发作期不适宜接种。

2）免疫功能受损者：HIV感染、血液肿瘤、恶性肿瘤、功能性或解剖性无脾者、脾功能障碍、器官和骨髓移植受者、免疫抑制药物使用者。

3）抽烟、酗酒。

4）反复发作呼吸道感染、吞咽障碍、咳嗽反射减退。

5）气管插管、气管切开、使用呼吸机等。

6）近期感染流感病毒及其他呼吸道疾病。

（2）对于 65 岁及以上老年人等其他高风险人群，建议超过 5 年后再接种 1 剂次。已经接种 2 剂次后不建议再接种。

（3）小 v 提醒大家，和 13 价肺炎疫苗一样，接种了 23 价肺炎疫苗也不是一定不得肺炎了哦。

23 价肺炎疫苗 小知识

肺炎疫苗是世界卫生组织"极高度优先"推荐接种的疫苗。

（四）育龄期——疫苗为孕期健康提前做好保障

孕期妈妈的健康是最重要的，如果能在怀孕之前就接种疫苗，那么就不用担心孕期会感染一些疾病了。小 v 就来为大家介绍一下在育龄期推荐接种的疫苗。

麻腮风疫苗

疫苗类型	减毒活疫苗
预防疾病	麻疹、流行性腮腺炎、风疹
接种剂次	1 剂次
接种部位	上臂

预防疾病介绍

麻腮风疫苗预防的是麻疹病毒、风疹病毒和腮腺炎病毒引起的疾病。

如果孕妈妈在孕早期感染风疹病毒，会导致胎儿早产、自然流产，甚至死亡，或者引起多种先天性缺陷，如先天性耳聋、白内障、精神发育迟缓等。这种疾病有个特定的名字——先天性风疹综合征。

如果孕妈妈在怀孕期间感染了麻疹病毒，早产、自然流产和低出生体重儿的风险会增高。

建议育龄期女性接种麻腮风疫苗，避免在孕期感染相关疾病。

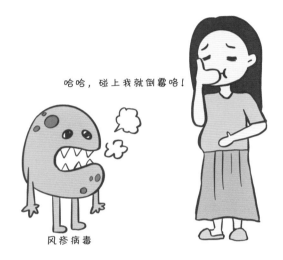

哈哈，碰上我就倒霉咯！

风疹病毒

接种注意事项

麻腮风疫苗为减毒活疫苗，存在感染胎儿的风险，所以建议育龄期女性在接种麻腮风疫苗至少 3 个月后再怀孕。

三、特殊情况下接种的疫苗

1. 狂犬病疫苗

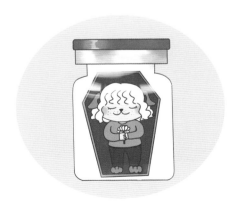

疫苗类型	灭活疫苗
预防疾病	狂犬病
接种剂次	4 剂次或 5 剂次
接种时间	"2-1-1"接种法：0 天（同时接种 2 针）、7 天、21 天 "五针法"：0 天、3 天、7 天、14 天、28 天
接种部位	上臂，幼儿可在大腿接种

预防疾病介绍

说起狂犬病，可谓无人不知、无人不晓，这是一种可怕的疾病，致死率几乎是 100%！

得了狂犬病会出现两种类型的症状，一种是狂躁型，比较多见，就是人们熟知的怕风、怕水、瞳孔扩散、唾液分泌过多等；另一种是麻痹型，主要表现为四肢瘫软、感觉障碍。

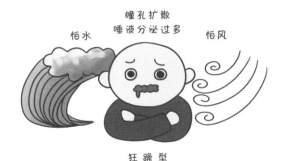

狂躁型

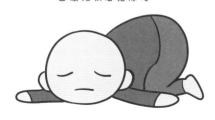

麻痹型

小 v 也知道狂犬病很可怕，所以及时接种狂犬病疫苗很重要！

接种注意事项

（1）"哎呀，我被狗咬了，赶紧去接种狂犬病疫苗！"

等等！在接种狂犬病疫苗之前请大家先做一个暴露等级判断再采取相应措施。

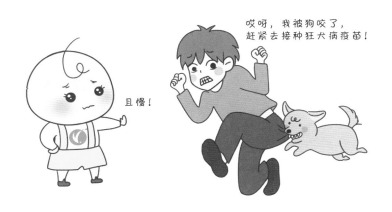

暴露 类型	接触方式	暴露 程度	暴露后免疫预防处置
Ⅰ	符合以下情况之一者： 1. 接触或喂养动物； 2. 完整皮肤被舐舔； 3. 完好的皮肤接触狂犬病动物或狂犬病患者的分泌物或排泄物	无	确认接触方式可靠则不需要处置
Ⅱ	符合以下情况之一者： 1. 裸露的皮肤被轻咬； 2. 无出血的轻微抓伤或擦伤	轻度	1. 处理伤口； 2. 接种狂犬病疫苗
Ⅲ	符合以下情况之一者： 1. 单处或多处贯穿皮肤的咬伤或抓伤； 2. 破损的皮肤被舐舔； 3. 开放性伤口或黏膜被唾液污染（如被舐舔）； 4. 暴露于蝙蝠	严重	1. 处理伤口； 2. 注射狂犬病被动免疫制剂（抗狂犬病血清／狂犬病人免疫球蛋白）； 3. 注射狂犬病疫苗

资料来源：《狂犬病预防控制技术指南（2016版）》。

如果伤口是在头、面、颈部、手部和外生殖器，这些部位神经丰富，需要按照Ⅲ级暴露处理。

大家要记住，被动物咬伤后先按照上述表格进行判断，然后采取相应措施。

（2）小v要特别强调，"处理伤口"很重要！

处于Ⅱ或Ⅲ级暴露的时候，大家千万别先急着去接种疫苗，应该第一时间处理伤口。伤口处理得当，一方面可以冲洗掉狂犬病病毒，减少甚至清除狂犬病病毒的感染，另一方面也可以预防伤口继发细菌感染，促进伤口愈合和功能恢复。所以请大家千万重视伤口处理并立即就医！

常见不良反应

全身反应多见为轻度发热、无力、头痛、肌肉痛、呕吐、腹痛等，局部反应多见为接种部位可出现红肿、疼痛、发痒，这些反应一般不需要处理可自行缓解。

接种疫苗 Q&A

Q1：我被家里养的乌龟咬了一口，需要接种狂犬病疫苗吗？

理论上所有的哺乳动物都有传播狂犬病的风险，所以被哺乳类动物咬伤、抓伤了请及时处理伤口，符合上述暴露等级则需要注射疫苗。但是禽类、鱼类、昆虫、蜥蜴、龟、蛇等动物不属于哺乳动物，不会感染和传播狂犬病。所以小龟是被冤枉的！

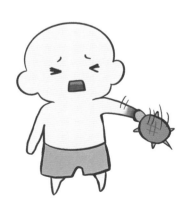

Q2：我被狗轻轻咬了一口 / 抓了一下，好像破皮了又好像没破皮，需要接种狂犬病疫苗吗？

小 v 教大家一个方法判断是否破皮，就是在被咬后，立即用酒精擦拭被咬 / 抓的地方，如果有疼痛感，就说明破皮了，那起码是 Ⅱ 级暴露，就需要接种狂犬病疫苗。大家注意，这个方法只适用于被咬 / 抓当下，过段时间等皮肤愈合再测试就没用了。

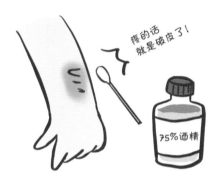

Q3：狂犬病疫苗既可以接种 4 针，又可以接种 5 针，到底哪种接种方法好呢？

狂犬病疫苗 "2-1-1" 4 针法和 5 针法均可以达到产生狂犬病病毒抗体的效果，请大家放心。但是 "2-1-1" 接种法只适用于我国已批准使用该接种方法的狂犬病疫苗，大家可以查询疫苗说明书。

Q4：我正怀孕 / 哺乳，被狗咬了可以接种狂犬病疫苗吗？

狂犬病是致死性疾病，致死率几乎为百分之百，所以暴露后接种狂犬病疫苗是没有任何禁忌的，即使是怀孕、哺乳时都要及时接种狂犬病疫苗。

Q5：我在老家接种了 A 品牌的狂犬病疫苗，目前所在地只有 B 品牌的狂犬病疫苗，可以接种吗？会有效果吗？

原则上尽量使用同一品牌的狂犬病疫苗完成全程接种。但如果无法接种同一品牌疫苗，就按照前一种疫苗的接种程序继续接种剩下针次。比如，A 品牌在 0 天、3 天接种了两针，B 品牌就继续在 7 天、14 天和 28 天接着接种就可以了。

2. 破伤风疫苗

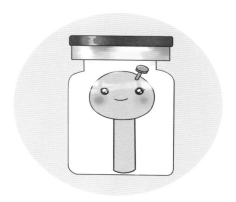

疫苗类型	类毒素疫苗
预防疾病	破伤风
接种剂次	4 剂次
接种时间	0 天、1 个月后、7 个月后、5 ~ 10 年后(从未接种者)
接种部位	上臂

预防疾病介绍

破伤风是由破伤风梭菌引起的疾病，当细菌从破损的伤口进入人体后，会引起全身肌肉痉挛，严重的可导致窒息。一般来说，污染的物体造成的伤口，如被泥土、粪便、痰液污染的伤口，钉子或针造成的穿刺伤，烧烫伤，挤压伤，烟花爆竹炸伤，或者是伤口内有坏死组织，就有可能感染破伤风。破伤风可发生于任何年龄段，在无医疗干预的情况下，尤其是老年人和婴幼儿，病死率接近 100%！

接种注意事项

如果被污染的物品造成伤口了怎么办呢？很多人知道打"破伤风针"，小v 想问大家，你知道应该打的是破伤风免疫球蛋白，还是破伤风抗毒素，还是破伤风疫苗呢？

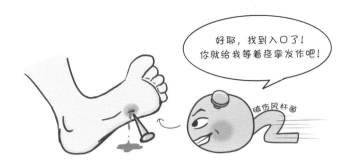

来，让小 v 为大家解释一下。

破伤风免疫球蛋白和破伤风抗毒素的作用都是中和破伤风梭菌，它们作用明显且迅速，但持续时间短。就像拿冰块降温，温度是降下来了，但是冰块也很快融化了。

破伤风疫苗就是传统意义上的疫苗，它的作用是使人体产生抗体，从而有效并且长久地抵御破伤风杆菌的侵害。就像是用空调降温，效果持久又稳定。但是就像空调启动制冷需要一定时间一样，疫苗产生抗体也需要反应时间，一般需要 2 周后抗体达到保护水平，如果从未接种过破伤风疫苗的人，需要连续注射 3 剂才能达到足够的保护效果，全程免疫后的保护作用可达 5～10 年。

那么，到底在什么情况下该接种破伤风疫苗，在什么情况下接种破伤风免疫球蛋白或抗毒素呢？其实很简单，不过在说明这个问题之前，小 v 先和大家说说伤口的类型。

伤口大致可分为以下三种类型。

1）清洁伤口：位于身体细菌定植较少的部位，并且伤口立即得到处理的简单伤口（如刀片割伤等），一句话概括，伤口"干净利落"。

2）清洁-污染伤口：位于身体细菌较多的部位，如腋窝、腹股沟、会阴等，或者超过 6 小时未处理的简单伤口。

3）污染伤口：被黏土、粪便、泥土、唾液等污染的伤口，或者伤口含有坏死组织、火器伤、冻伤、烧伤等。

不同类型的伤口接种情况不同，大家可以对照着以下表格。

免疫史	最后一剂疫苗距今时间	伤口性质	破伤风疫苗	破伤风免疫球蛋白／破伤风抗毒素
全程免疫	<5 年	所有类型伤口	无须	无须
全程免疫	5～10 年	清洁伤口	无须	无须
全程免疫	5～10 年	不洁或污染伤口	需要	无须
全程免疫	>10 年	所有类型伤口	需要	无须
非全程免疫或免疫史不详	-	清洁伤口	需要	无须
非全程免疫或免疫史不详	-	不洁或污染伤口	需要	需要

资料来源：《中国破伤风免疫预防专家共识》。

这里的全程免疫指的是儿童完成百白破疫苗或白破疫苗免疫程序，成人完成 3 剂次破伤风疫苗免疫程序。

常见不良反应

全身反应多见为轻度发热、疲倦、头痛等；局部可出现红肿、疼痛、发痒，一般不需要处理可自行缓解。

接种疫苗 Q&A

Q：听说伤口过了 24 小时，接种"破伤风针"就没有效果了，是这样吗？

破伤风感染后发病的潜伏期是 6～12 个小时，根据发病机制，伤后 24 小时之内甚至稍晚都能接种"破伤风针"，都能起到保护效果，即使发病，症状也相对较轻。所以各位朋友们，不是受伤了超过 24 小时就不能打"破伤风针"了。所以，有了伤口就尽快去进行免疫接种。

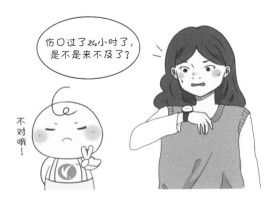

四、新冠疫苗

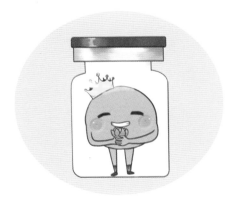

　　新冠肺炎疫情是百年来全球发生的最严重的传染病大流行，是新中国成立以来我国遭遇的传播速度最快、感染范围最广、防控难度最大的重大突发公共卫生事件。对全球来说，新冠肺炎大流行堪比 1918 年的西班牙大流感，后者导致了数以千万计青壮年死亡。

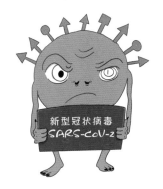

新型冠状病毒肺炎，简称"新冠肺炎"，顾名思义，是一种新出现的冠状病毒（SARS-CoV-2）引起的肺炎，它引起的临床症状范围很广，从无症状，到普通感冒，再到重症肺部感染都有。世界卫生组织把 SARS-CoV-2 引起的疾病命名为"2019 冠状病毒病"（coronavirus disease 2019，COVID-19）。当然，"新冠肺炎"这个名称更被大家熟知。

新冠肺炎虽说是个新出现的疾病，但其实它早就有两个"好兄弟"对人类发威了，一个叫作"严重急性呼吸综合征"，也就是大家常说的"SARS（severe acute respiratory syndrome）"；还有一个叫作"中东呼吸综合征"，也叫作"MERS（middle east respiratory syndrome）"。这两种传染病也是由冠状病毒引起的，并且和新型冠状病毒还挺相似的。但是，新冠肺炎貌似比它的两个兄弟更厉害，全球新冠肺炎的确诊人数是 SARS 和 MERS 数倍。

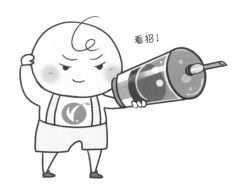

新冠病毒来势汹汹，人类就这样束手无策了吗？不！聪明的人类拿起了自己的武器——疫苗！新冠肺炎疫情发生后，全世界的相关科学家纷纷投入到疫苗的研发中去，无论是研制速度，还是应用创新技术方面，新冠疫苗都史无前例地刷新了纪录——比任何疫苗都要快！

让小v非常骄傲的是，我国的新冠疫苗研发一直处于全球的领先水平，至少有灭活疫苗、腺病毒载体疫苗、重组蛋白疫苗、核酸疫苗、减毒流感病毒载体疫苗等5条技术路线齐头并进，多数疫苗使用了经典设计，注射的不良反应更少，对冷链的要求不苛刻，更容易实现人群接种！

告诉大家一个激动人心的消息，随着新冠疫情的发展，人类已经开始接种新冠疫苗！

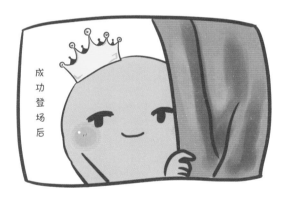

为了有效控制新冠疫情，我国已开始接种新冠疫苗！随着疫苗产量的逐步提高，疫苗使用适应人群的扩大，将会有更多符合条件的群众获得接种机会，实现"应接尽接"。到时候大家都可以去接种新冠疫苗啦！

小 v 还要告诉大家，随着接种人数的增加，在人群中会建立起一个"免疫屏障"，每个接种过疫苗的人就像一块砖，一起组成一堵墙，将新冠病毒阻隔在墙外，这样新冠病毒就不能在人际间传播，也就不会再有新的新冠病例发生，这样我们就能够战胜并且消灭新冠病毒了！

在抗疫的道路上，人类和疫苗携手并进，共同前进，小 v 好激动啊！不过在这里小 v 还要提醒大家，在接种疫苗的同时还需要做好日常防护，勤洗手、戴口罩、少聚集、用公筷，保持社交距离，好的卫生习惯一个也不能少。朋友们，胜利的曙光就在眼前，大家加油！相信在不远的将来，通过新冠疫苗的全员预防接种，人们可以回归到正常的生产生活秩序中。